Ana Rita Olivero
Que Dios te bendiga
Siempre!
Elizabeth

Dra
9/20/13

Feria Del Libro

Suits stilettos & Lipstick

Guía sencilla de la Dra. King para la salud holística integral:

Lecciones aprendidas en mi viaje personal

Guía sencilla de la

Dra. King

para la salud holística integral:

Lecciones aprendidas
en mi viaje personal

Dra. Elizabeth King EDD

Prólogo por la
Doctora Gladys T. McGarey

ISBN: 0615755658

ISBN-13:978-0615755656

Número de Control de la Biblioteca del Congreso: 2013931696

DRK Global Enterprises, INC., Fort Lauderdale, Florida

DEDICATORIA

A mi hermosa hija Elizabeth, mi niña "milagrito". La razón de mi vida.

A Andrea, mi madre y heroína, quien me enseñó a sobrevivir los retos más difíciles y a vivir la vida al máximo.

A Sandra, Miguelina y Altagracia, mis hermanas y también mis mejores amigas, quienes han sido mis modelos a seguir y las que, estando yo hospitalizada, se han encargado siempre de pintarme los labios de color rojo al salir de cirugía.

A mi "Mama" (mi abuela), quien hasta el día de su muerte estuvo pendiente de mí.

A toda mi familia y a todos mis amigos que siempre han estado ahí para mí.

Y último, pero no menos importante, a John, mi maravilloso y paciente esposo, quien ha permanecido unido incondicionalmente durante mis largas convalecencias postrada en una cama, cuando abrí mi centro holístico y en el proceso de dar vida a este libro.

PRÓLOGO

Por la doctora Gladys T. McGarey

Estados Unidos de América es conocido mundialmente como el líder en atención de la salud. Gastamos más dinero en este aspecto que lo que se gasta en cualquier otro país, entonces ¿por qué tanta gente siente que el sistema está dañado y necesita un arreglo?

No cabe duda que tenemos el mejor servicio de emergencia- y un sistema adecuado de servicios derivados. Sabemos cómo cuidar de las enfermedades, pero en el proceso, ¿nos habremos olvidado de las personas que han sido diagnosticadas con las enfermedades?

Dos personas pueden ser diagnosticadas con la misma enfermedad, pero la forma en que cada una manifiesta el diagnóstico es único. Entonces ¿por qué creemos que tenemos que tratarlas del mismo modo, cuando sabemos que un medicamento puede curar la enfermedad para una persona, pero podría ser tóxico para la otra?

A las farmacias se les obliga por ley imprimir arriba de los medicamentos y recetas todas las reacciones adversas que estos pueden tener porque la gente reacciona de manera diferente. Sin embargo, estos tratamientos uniformes todavía se utilizan para tratar a personas con una variedad de diagnósticos. Existe poco conocimiento de que la curación de una enfermedad no es lo mismo que la curación de una persona.

Necesitamos un cambio de paradigma en lo que creemos consiste realmente la curación de una persona y en cómo podemos lograr que esto suceda. Aquí les muestro tres historias que pueden ayudarnos a entender este problema.

UNO:

Había una anciana
que vivía en un zapato.
Tenía muchos niños
Y no sabía qué hacer.
Les daba algo de sopa
sin pan,
los castigaba un poco
y luego los enviaba a dormir.

La medicina convencional es como la mujer de la historia. Está cansada. Es anciana y para ella es difícil lidiar con el nivel de actividad de los niños.

Ella vive en un zapato, que es como nuestro sistema de atención de salud. No se puede ir a ninguna parte con un solo zapato. Todo el sistema está atascado y no puede avanzar.

Tuvo muchos hijos: los niños son la multitud de enfermedades y las terapias supuestamente para curarlas.

No sabía qué hacer: las enfermedades y sus terapias están fuera de control. El sistema no sabe cómo responder.

Ella les dio un poco de sopa sin pan: el sistema trata de controlar las enfermedades, dándoles terapias que son inadecuadas. Trabajan para cuidar bebés-víctimas de enfermedades- pero no tienen suficiente pan de vida para trabajar en las enfermedades crónicas a largo plazo. El sistema está atascado con las enfermedades y aún no considera a las personas que las sufren.

Los castigaba un poco y luego los mandaba a dormir: todo lo que ella sabe hacer es calmar los síntomas, por eso los castiga y luego los pone a dormir. Es como atacar el dolor y luego dar una medicina para mitigarlo y así, ya no nos molesta.

DOS:

María tenía una ovejita
de lana blanca como la nieve.
Y a todas partes donde iba María,
su ovejita la acompañaba.
Un día la siguió a la escuela
rompiendo todas las reglas.
Los niños reían y jugaban
viendo una oveja en la escuela.

Aquí es dónde la medicina holística entra en acción. Ahora es cuando estamos tratando con una verdadera persona. Ella incluso tiene un nombre, María, y ese nombre tiene poder.

María tenía una ovejita: Ella tenía energía divina, energía de vida que le pertenecía en forma exclusiva.

La lana de la oveja era blanca como la nieve: era pura, vital, joven y saludable.

Y a todas partes donde iba María, su ovejita la acompañaba: no podía alejarse de esta energía. Siempre la acompañó. Le perteneció sólo a ella. Nadie podía quitársela y nadie más era responsable de ella. Estuvo a cargo de su propia curación. Esto es muy importante. Un cirujano puede cerrar una herida, pero la persona es quien hace su propia curación. Un día la siguió a la escuela: esta energía sanadora nos sigue aún en la escuela de la vida.

Rompió todas las reglas: la vida empresarial que vivimos tiene reglas que muchas veces nos desaniman para llevar esta energía vital a nuestro lugar de trabajo. Pero María y su oveja fueron inteligentes y consiguieron llegar a la escuela de todos modos. Cuando esto sucedió, los niños rieron y jugaron.

Viendo una oveja en la escuela: Estos niños no actúan como los niños (enfermedades y terapias) en el zapato de la anciana. Ellos están comprometidos con la vida y la están disfrutando, por eso no necesitan ser castigados y puestos a dormir. Cuando los síntomas de nuestras enfermedades son observados desde la perspectiva de los mensajes que estos nos traen y cuando nosotros estamos comprometidos en nuestra curación, podemos aprender de los síntomas. La curación puede pasar de modo que la persona sea sanada y la enfermedad, puede o no curarse.

La salud y el completo bienestar son posibles, incluso cuando la enfermedad está presente.

TRES:

Humpty Dumpty se sentó en un muro.
Humpty Dumpty se cayó estrepitosamente.
Todos los caballos del rey
y todos los hombres del rey
no podían poner a Humpty
nuevamente de pie.

Humpty Dumpty se sentó en un muro: Humpty Dumpty representa nuestro sistema de salud actual. Ha estado sentándose en una pared revestida de su propia cáscara, completamente ajena a la vida de la gente real. Se ha sentido segura y por encima del resto del mundo. ¿No es éste el modo en que la medicina convencional es vista desde hace muchos, muchos años?

Humpty Dumpty se cayó estrepitosamente: nuestro sistema de salud ha caído y está roto. Quizás cayó porque un viento intenso sopló lanzándolo hacia abajo. Las personas están comenzando a retomar su poder y están causando un gran cambio. El cambio puede ser como el viento intenso. Los caballos del rey: durante muchas décadas, nuestros presidentes han intentado solucionar este sistema deteriorado.

Y todos los hombres del rey no lograban poner a Humpty Dumpty nuevamente de pie: incluso el Congreso de Estados Unidos ha intentado reparar esta "cáscara rota". Pero no pueden, por supuesto, porque la cáscara está muerta. Esto no tiene vida en sí misma. Nuestro sistema de asistencia médica está tan dañado, tanto, que no puede sostenerse.

¡Pero hay esperanza! Dentro de aquel huevo está el germen en crecimiento de un pequeño pollito, vivo, que espera el momento oportuno para salir. Humpty Dumpty tuvo que caerse de la pared para que la cáscara se abriera y lo forzara a renacer a una nueva vida.

La vida de verdad se manifiesta en la tierra, donde sus raíces pueden profundizarse y no en el aire. Este pollito en formación o nueva vida se llama Medicina Viva o, como algunos prefieren llamarla, Medicina Holística. Cualquiera que sea su nombre, es fuerte y saludable. Sólo tiene que ser protegida y alimentada.

Lo que la Doctora Elizabeth King ha hecho en este maravilloso libro es proporcionar las herramientas y la sabiduría necesarias para que nosotros despertemos a ese ser maravilloso en el que podemos convertirnos. Ya no tenemos por qué conformarnos con estar atrapados en un viejo zapato.

Es el momento para que la María que vive en cada uno de nosotros pueda volver a la escuela de la vida junto a nuestras ovejitas, con salud y en completo bienestar. Las herramientas que nos da la doctora King en este libro nos ayudarán a lograr una vida saludable y plena.

Gladys T. McGarey, MD

La doctora McGarey es ampliamente reconocida como la "madre de la medicina holística". Destacada internacionalmente por su trabajo pionero en medicina holística, parto natural y la relación médico-paciente. Su trabajo a través de la Fundación Médica Gladys Taylor McGarey ha ayudado a ampliar el conocimiento y aplicación de principios holísticos a través de la investigación científica y la educación. La fundación está ayudando a cerrar la brecha entre la medicina tradicional y la holística. Actualmente, la Dra. McGarey y su fundación participan activamente en la reforma de salud de Estados Unidos.

INTRODUCCIÓN

Escribí este libro porque sé lo que se siente estar bajo un dolor insoportable, estar enferma o simplemente, querer estar sana pero no saber por dónde empezar. Primero, no tenía ni idea cómo comenzar mi viaje de regreso a la salud (leer mi historia en la página 21 para ver cómo lo logré). Tuve que luchar para aprender por mi cuenta y esto no es algo fácil de lograr cuando no te sientes bien. Me prometí que después de mi peregrinaje — de vivir con dolor crónico a vivir una vida libre de medicinas, alegre y saludable — compartiría mi historia y conocimiento para que nadie más tenga que experimentar lo mismo.

Esta es una guía sobre medicina holística. Está escrita tanto para el escéptico como para el que confía en ésta. Se trata de contar con un buen punto de partida para comenzar tu propio viaje de regreso a tu salud y tu vida. Si a través del camino tienes preguntas, envíame un correo electrónico a *DrKing@DrElizabethKing. com* o visita mi sitio Web en *www.DrElizabethKing.com* y lee la sección de "Preguntas frecuentes". Me encantaría que compartieras tu historia de éxito conmigo a través de un mensaje.

LO QUE VES PUEDE NO SER LO QUE OBTENGAS

Por todas partes que mires por estos días, verás los términos "holístico" y "bienestar" —en anuncios de televisión, en carteleras, en libros y artículos de revistas. Bueno, no puedes creer todo lo que lees.

Hay gente sin ninguna credencial que usa estos términos simplemente porque están de moda. ¿Todo el mundo desea estar bien? ¿Quién no quiere ser holístico? ¿No es eso lo contrario a irregular y deteriorado?

Claro que hablar de holístico es hablar de algo bueno, por supuesto. Pero tienes que estar atento y ver la diferencia entre la gente que usa "holístico" y "salud" sin saber realmente lo que es y aquellos expertos de verdad, dedicados a su uso en forma correcta para el beneficio de los demás.

Hay mucha desinformación sobre la medicina holística. En este libro, voy a señalar cuáles son los principales errores al respecto para reemplazarlos con la realidad. En primer lugar, quiero abordar diez de los mitos que escucho casi a diario de los pacientes que acuden a mí, convencidos de que son reales.

Aquí van:

> *MITO:* Medicina holística es lo mismo que terapia alternativa. Bajo esta definición, "holístico" significa alejarse de cualquier opción médica convencional y utilizar exclusivamente tratamientos alternativos.

REALIDAD: Aunque "integral" y "alternativa" a menudo se usan indistintamente, medicina holística incluye tanto medicina convencional como alternativa. Holística en realidad está más cerca del término "integradora" que del término "alternativa".

> *MITO:* La medicina tradicional o convencional es la mejor opción para tratar todo lo que nos aqueja.

REALIDAD: A menudo, los médicos convencionales o alopáticos tratan el cuerpo e ignoran la mente. Por lo general, profesionales de la salud mental tradicional o convencional tratan la mente e ignoran el cuerpo. Los tratamientos convencionales normalmente no responden a lo espiritual. A menudo, la medicina convencional trata los síntomas con medicamentos o cirugía en lugar de buscar lo que causa esos síntomas. Los seres humanos somos mente, cuerpo y espíritu. Por lo tanto, la mejor forma de curar a la persona por completo es utilizar un enfoque holístico (w, ya explicaré que significa esta "w") que se ocupa de la mente, el cuerpo y el espíritu.

MITO: La medicina holística es una opción poco realista no aceptada por médicos convencionales.

REALIDAD: Cada día son más los diferentes profesionales de la salud, incluyendo a médicos, que incorporan la medicina holística en sus prácticas. Por ejemplo, la hipnoterapia ha sido utilizada por dentistas, así como por médicos por más de un siglo. Muchas de las opciones de tratamiento que están bajo el alero de la medicina holística están siendo consideradas por reconocidas instituciones de salud tradicional. Sólo debes asegurarte de investigar bien cuáles son.

MITO: La medicina holística sólo se refiere a prácticas de curación alternativas.

REALIDAD: La medicina holística es la fusión de todas las opciones de tratamiento, tanto convencionales como no convencionales. Su búsqueda debe encontrar las causas subyacentes de síntomas, más que preocuparse sólo de tapar los síntomas con medicinas.

MITO: La medicina holística sólo se dirige a la mente y el espíritu.

REALIDAD: La medicina holística se dirige a la persona entera: mente, cuerpo, y espíritu. Estos tres componentes son vistos como un todo entrelazado. Las medicinas y la cirugía sólo son consideradas como últimos recursos.

MITO: La medicina holística es brujería.

REALIDAD: Una vez que entiendes que la medicina holística es la fusión de opciones de tratamiento convencionales y no convencionales, te das cuenta que no tiene nada que ver con brujería.

MITO: "Espiritual" como es usado en medicina holística significa "religioso".

REALIDAD: Espiritual se refiere a la esencia de la persona que eres — tu corazón. La medicina holística considera la salud espiritual como vital para la curación de una persona.

MITO: En la medicina holística, los profesionales son responsables de tu cuidado médico y ellos hacen todo el trabajo.

REALIDAD: En medicina holística, tú y todos los profesionales son un equipo. Los motivamos a educarse y a participar en el cuidado de sí mismos.

MITO: Los profesionales holísticos no creen en el uso de la medicina o cirugía como un protocolo de tratamiento.

REALIDAD: Un verdadero profesional holístico busca incorporar todas las opciones de tratamiento, incluyendo la medicina y cirugía, si eso es lo que necesita el paciente. Por lo general, las medicinas y la cirugía no son las primeras opciones de tratamiento. La nutrición es generalmente la primera opción.

MITO: La medicina holística incluye sólo opciones de tratamiento como la homeopatía, acupuntura, hipnosis, meditación, suplementos vitamínicos, ejercicio, oxigenoterapia, reiki, hierbas, aromaterapia, yoga, asesoramiento nutricional, hidroterapia de colon, bio-retroalimentación y vida orgánica.

REALIDAD: La medicina holística incorpora todo lo anterior, pero también incluye medicina convencional, cirugía, epidural y otros tipos de cuidados médicos convencionales y no convencionales.

Limitación de responsabilidad: Por favor, ten en cuenta que no todo el que anuncia una práctica de medicina holística es experto, con licencia o entrenado para ejercerla. Cuando buscas un profesional holístico, necesitas ser proactivo y asegurarte de que sea el mejor, verifica la validez de su licencia o certificación del estado, acude a las asociaciones profesionales para corroborar las referencias y pide referencias personales. Esto es igual a pedir referencias de un buen médico. Puedes estar seguro de las credenciales y licencias de un doctor, pero eso no lo hace necesariamente un profesional confiable.

Más adelante en este libro encontrarás un glosario de términos holísticos. Los contenidos son para fines informativos y educativos. Estos deberían ser usados sólo como punto de partida para buscar a un profesional calificado antes de realizar un tratamiento específico.

¿POR QUÉ NECESITAS ESTE LIBRO?

Estados Unidos corre alrededor del cuidado de la salud. Teniendo en cuenta de manera especial el envejecimiento de la población perteneciente a la generación del llamado Baby Boom o explosión de la natalidad (1940-1960), los temas médicos son una gran preocupación para la mayoría de los estadounidenses. Si tú no estás dentro del segmento de preocupación, puede que estés preocupado por tus hijos, tus padres o tu comunidad.

El cuidado de la salud debe estar en tu mente. Los costos son astronómicos y siguen subiendo constantemente. En este año de elecciones generales, la ley de Salud A Bajo Precio y de Medicare es algo que sale en las noticias todos los días.

Estas estadísticas del Centro para el Control y Prevención de Enfermedades de Estados Unidos nos alertan:

- Enfermedades del corazón, la causa número uno de muerte en el 2009, cobró la vida de 599.413 personas ese año.

- En 2007 el cáncer ocupó el puesto número uno en diagnósticos en 28 millones 200 mil visitas médicas, centros hospitalarios y servicios de emergencia.

- En 2009 pacientes con trastornos depresivos mayores permanecieron un promedio de 6,8 días internados en hospitales.

• Según un reporte del 2010, entre los años 2005 al 2008, el 48% de los estadounidenses usaron al menos un medicamento recetado en el último mes antes de ser consultados.

El dolor crónico es otra fuente de estadísticas asombrosas. La Academia Americana de Medicina Para El Dolor, informa que en el 2011, por lo menos 116 millones de adultos en el país padecieron de dolor crónico, un número que no incluye niños o episodios de dolor agudo. El doloroso costo para la sociedad es de al menos 560 a 635 billones de dólares al año, o en otras palabras, lo mismo que unos 2.000 dólares por cada residente estadounidense. Y en el 2008, los gobiernos federales y estatales gastaron 99 billones de dólares en procedimientos médicos para combatir el dolor.

Así es que si sufres de dolor crónico o una grave enfermedad o condición, no estás solo. Es posible que estés en el mismo punto donde yo estaba hace cinco años, cuando me sentía desinformada y escéptica acerca de la salud integral. Como la mayoría de la gente en el país, creía que había sólo una ruta para la salud y que esto implicaba generalmente medicamentos y cirugía.

Pensaba que "holístico" significaba "no científico", fantasioso. Cuando alguien se atrevía a recomendarme un tratamiento no convencional o alternativo para mi dolor crónico, en mi mente podría evocar imágenes de hippies cantando en un círculo. No me malinterpreten: me encantan los hippies (mis hermanas mayores eran medio hippies en la década de los 60) y siempre estuve celosa de la habilidad que tenían para caminar descalzas sobre el pavimento. Pero la verdad no creo que con cantos podría deshacerme de mi dolor.

Ahora, soy la primera en confesar que era muy ingenua y después de leer mi historia, entenderás por qué digo esto. Creo que lo que me pasó no fue una coincidencia. Tenía que sobrevivir a un tiempo oscuro en mi vida para poder ayudar a otros a entender que el cuerpo está equipado con todos los instrumentos para autocurarse; lo único que necesita es un poco de ayuda. Un enfoque holístico a la salud y el bienestar puede proporcionar esa ayuda.

No te avergüences si crees toda la propaganda negativa que muchas veces hay sobre la medicina holística. Hay que reconocerlo y seguir adelante con una mente abierta. El sólo hecho de que estés leyendo este libro, muestra que estás listo para aprender — o al menos tienes curiosidad por conocer un poco más.

MI HISTORIA

Sobreviví a la poliomielitis y a treinta y cinco operaciones, pero estaba segura de que no podía sobrevivir a esto.

Durante dos años, había estado experimentando un dolor cada vez más intenso. Fue una ardua lucha lograr caminar con muletas. No puedo explicar cuán desesperada me sentí al verme confinada a una cama a causa de un dolor lacerante en todo mi cuerpo. Pensé que nunca más volvería a caminar. Era difícil creer que mi vida había llegado a ese punto. No mucho antes, había sido una persona vibrante, productiva, altamente motivada y exitosa.

Mi cirujano ortopedista, el doctor David Padden, un médico entrenado en Johns Hopkins, fue mi héroe. Es el mismo médico que había hecho mi revisión de la cadera en el año 2000, cuando, debido a la complejidad de la cirugía a la que me sometí, ningún otro médico podía tocarme.

Atravesó el infierno conmigo, tratando de armar el rompecabezas de lo que me pasaba y por qué no era capaz de mejorarme. Constantemente me animaba a no rendirme e intentó todo lo posible dentro del ámbito de su práctica y me derivó a los mejores especialistas.

Él compartió también mi desilusión cuando nada funcionaba. Básicamente lo único que conseguí de todos los especialistas fue una nueva receta para un analgésico y el pronóstico de que nunca mejoraría. Después de ver a más de diez doctores que no podían encontrar la raíz del problema, estaba convencida de que tenía cáncer pero nadie lo encontraba. Verdaderamente sentía como si un tumor grande en mi espalda estuviera tratando de romper mi piel justo debajo de mi hombro izquierdo.

Cuando el doctor Padden me refirió con otro cirujano para mi espalda, el doctor John Coats, yo realmente rezaba para que él fuera quien encontrara el cáncer, así al menos sabría lo que me estaba pasando. Pero cuando el doctor Coats caminó hacia mí en el cuarto donde lo esperaba, lista para escuchar malas noticias tras todos exámenes que él había ordenado hacerme, me dijo algo completamente sorprendente: "Usted no tiene ningún tumor y no recomiendo ninguna otra cirugía. Su problema consiste en que todas las cirugías a las que se ha sometido han generado un daño enorme en su cuerpo y ahora todos sus músculos se contraen. Usted tiene que pensar en medicina alternativa, algo como la acupuntura".

Realmente en ese momento no tuve una epifanía. "Medicina alternativa" no significaba nada para mí. Era muy escéptica sobre la acupuntura y cualquier otra cosa que sonara a Nueva Era. No dije nada, pero miraba al doctor Coats como si tuviera cuernos saliendo de su cabeza. Finalmente, él rompió el largo silencio con una pregunta que cambió el curso de mi vida para siempre: "¿Qué tienes que perder?"

Toda mi vida, he vencido a las probabilidades. La hija menor de una madre soltera con cinco hijos en total, contraje polio cuando tenía 3 años. En 1963, las vacunas contra esa enfermedad estaban disponibles en los Estados Unidos, pero no estaban disponibles en mi país natal, República Dominicana. Yo era uno de los miles de niños que formaban parte de la epidemia de poliomielitis. La mayoría de los niños enfermos murieron, y algunos de los que sobrevivieron, han tenido que usar respiradores artificiales el resto de sus vidas. O bien, fueron afortunados como yo, que sólo terminamos con nuestras extremidades atrofiadas y paralizadas.

Mi madre, una mujer joven, valiente, independiente y progresista, acababa de mudarse a los Estados Unidos en busca de una vida mejor para su familia cuando me enfermé. "Mama", como afectuosamente llamamos a mi abuela, se quedó para cuidar de nosotros cinco y otros dos niños, mientras mi madre preparaba todo en Estados Unidos para que nosotros pudiéramos mudarnos con ella.

Al principio, los doctores no sabían qué me pasaba. En primer lugar, fui puesta en cuarentena en una habitación del hospital con una enorme cantidad de niños muy enfermos. Luego, me entregaron a mi abuela para que me llevara a casa a morir. Los doctores le dijeron que no había nada que ellos pudieran hacer por mí.

Con sólo una ventana de vidrio entre nosotras, recuerdo claramente ver y oír como si fuese ayer, a mi abuela llorando y al médico diciendo, "ella va a morir".

Gracias a Dios mi Mama nunca se rindió.

Mi abuela tenía que darle la mala noticia a mi madre por teléfono. No puedo imaginar lo difícil que debe haber sido contarle a mi madre que su niña se estaba muriendo. Para agregar aún más a la desesperación de mi madre, estaba el hecho de que ella no podía viajar de inmediato pues estaba esperando la residencia permanente. Si viajaba antes de obtener la ansiada tarjeta verde, arruinaría nuestras posibilidades de llegar alguna vez a los Estados Unidos.

Mi madre esperó pacientemente por su estatus migratorio que le permitiera sacarnos, un proceso que probablemente tomó más de seis meses. Su objetivo era llevarnos a Estados Unidos tan pronto como fuera posible para conseguir una mejor atención médica. Mientras tanto, lo único que podía hacer era tener tres trabajos para enviarnos dinero y asegurarse de que estábamos bien cuidados. Sobre todo, quería asegurarse de que mi abuela podía conseguir a los mejores médicos para tratarme.

Después de un largo y duro proceso de terapia física intensiva, recuperé la mayor parte de movilidad de mi cuerpo. La poliomielitis dejó secuelas en mi pierna izquierda y mi pie derecho. Por mucho tiempo usé un aparato inmenso de metal desde mis caderas a mis pies y unas gigantescas y pesadas botas. Debí aprender a caminar de nuevo, paso a paso. En 1965, mi madre finalmente pudo llevarnos a vivir a Nueva York. Tres años después, cuando tenía 8 años de edad tuve la primera de lo que serían más de treinta operaciones en mis piernas. Gracias al apoyo de mi madre y mi abuela, nunca supe que tenía una discapacidad; realmente era sólo un inconveniente. Mi madre me dio las mismas tareas que a mis hermanas. Si por ejemplo estábamos pintando, y yo estaba usando el aparato en mi pierna, ella me hacía sentar en el suelo, me daba una brocha y me decía, "tu trabajo es pintar la parte de abajo".

La señorita O'Connor, mi maestra de educación especial en los grados dos a cinco, fue otro apoyo importante en mi vida. Ella también me inculcó seguridad en mí y me dio la posibilidad de dejar atrás mi incapacidad. Supongo que por eso nunca permití que mi "molestia" me impidiera hacer cualquier cosa que quería. Sabía que sólo necesitaba trabajar más fuerte y ser más inteligente para lograr mis metas. Mis hermanas siempre han estado allí para apoyarme. A lo largo de mi vida, han sido mis mejores amigas y mis protectoras. Cuando tenía la edad suficiente para usar maquillaje, después de cada una de mis cirugías, ellas se encargaban de que apenas saliera de la operación tuviera puesto mi lápiz labial rojo como característica. Ellas sabían lo importante que eso era para mí, porque era el símbolo de que estaba viva y bien.

Pasé la mayor parte de mis años de niñez y adolescencia en un cuerpo postrado en un hospital. A la edad de 14 años, caminaba bastante bien y mi aparato grande y pesado fue reemplazado por uno plástico más pequeño, que llegaba justo debajo de mi rodilla. A los 17 años, me lesioné la cadera y me dijeron que iba a tener otro período difícil para caminar. Fue la última vez que pasé casi un año completo postrada.

De alguna manera logré ponerme sobre mis pies nuevamente. Al año siguiente, me gradué de la escuela con mi grupo. Liberada de la lesión y deseosa de independencia, me trasladé al sur de la Florida a los 18 años. Me casé cuatro años más tarde y tuve a mi hija cuando tenía 23.

Mi hija fue, para mí, una niña milagro. Con mi pequeño cuerpo y mi historial médico, había pensado que probablemente nunca tendría hijos. Cuando Elizabeth — sí, su nombre es también Elizabeth — fue concebida, estaba extasiada. A los tres meses de embarazo casi la pierdo. Me obligaron a hacer reposo en cama durante tres meses, pero no me importaba con tal de que ella estuviera bien.

Así llegó el más perfecto ser humano en todo este mundo, esta personita que cambió mi vida y me dio una razón para vivir.

Durante más de tres décadas, obtuve una licenciatura en educación, una maestría en trabajo social y un doctorado en liderazgo de la educación. Escalé los rangos de administración en el sistema de escuelas públicas del Condado Broward, en Florida, uno de los más grandes de la nación.

En 1996, mientras trabajaba como consejera de la escuela intermedia en Pembroke Pines, Florida, tuve que someterme a un reemplazo total de cadera. Cuatro años más tarde, tuve que tener una revisión total de la misma cadera, porque se había dañado con el peso de la prótesis. Después de un montón de injerto óseo, mis músculos se debilitaron y estaba bajo un dolor permanente. A veces cuando me sentaba, mi cadera se dislocaba; debía caminar lentamente y mi cojera se hizo más severa. El tiempo de recuperación fue brutal. Dependía completamente de mi esposo, incluso para ir al baño. Él debía sentarse en el suelo y empujar mi pies un paso a la vez, mientras yo luchaba con un aparato para caminar.

Me tomó casi dos años volver a trabajar a tiempo completo, pero lo hice. Realmente nunca me recuperé por completo y tenía que tomar analgésicos en forma permanente para funcionar.

En 2005 me caí al bajar un ascensor y se rompió mi menisco, el disco que amortigua la rodilla. La cirugía, relativamente simple lo podía fijar nuevamente, pero para mí era la operación número treinta y cinco, y marcó mi regreso a una vida llena de dolor. Fue profundamente deprimente darme cuenta que me había convertido en una víctima, algo que toda mi vida había evitado con todas mis fuerzas. Fue como chocar contra una pared justo cuando estaba llegando a lo más alto de mi carrera como educadora y profesional de salud mental, supervisando unos veinticinco programas de prevención de deserción para la junta escolar del Condado de Broward y ejecutando talleres a nivel local y estatal. Estaba cumpliendo a gran escala lo que siempre había sentido que era mi misión: abogar por los niños y familias pobres.

Ahora no podía superar el dolor que me impedía lograr cualquier cosa en nombre de los niños. Tomaba entre ocho a diez pastillas al día sólo para sobrevivir y pasaba la mayor parte del tiempo durmiendo. Mi familia sufrió demasiado. Elizabeth estaba lejos, estudiando en la escuela de derecho, pero mi hijastra vivía con nosotros. Ella se vio afectada porque su padre se dedicó a cuidar de mí. Mis hermanas y mi madre iban y venían, volaban de un lado a otro del país, intentando darle un descanso a mi esposo. Todo el mundo estaba preocupado por mi estado físico y emocional. Efectivamente estaba postrada en cama y no podía trabajar para la junta escolar. Tampoco imaginaba que nunca volvería a hacerlo.

Después de dos de los peores años de mi vida, llegué al punto en que el doctor Coats me preguntó qué tenía que perder probando con acupuntura. Tuve que admitir que la respuesta era: nada.

El doctor Coats consultó con el doctor Padden, que estuvo de acuerdo en que debería ver a un acupunturista. Confié plenamente y puse mi vida en sus manos — y en las de Dios — e hice la llamada. Fue el principio de mi viaje de regreso a una vida productiva y feliz. Después de tan solo una sesión de acupuntura sentí alivio al dolor permanente que había sufrido durante casi dos años. No puedo expresar lo feliz que estaba. ¡Después de todo, había esperanza para mí!

Pronto añadí terapia de masaje y comencé a leer sobre otros tratamientos alternativos para el dolor, incluso la hipnoterapia. Para ese momento, ya había reducido los analgésicos, pero todavía tenía que tomar un par de píldoras por día para funcionar. Combinado con estos tratamientos, la espiritualidad que me dio la esperanza durante los tiempos más complicados me ayudaba ahora también a recobrar mi salud. Resolví hacer todo lo que podía para deshacerme del dolor de una vez por todas. Me llamó la atención la hipnoterapia porque yo era una psicoterapeuta autorizada y con mucha curiosidad sobre los misterios de la mente. Entonces viajé con mi marido y mi hija a Santa Cruz, California, donde me entrené como hipnoterapeuta. Después de completar el curso de certificación, volví a Florida y agregué autohipnosis a mi rutina de terapia de acupuntura y masaje. Usé la autohipnosis para omitir las señales de dolor.

Siempre pensé que comía bien, pero empecé a educarme realmente sobre nutrición y los alimentos que causan inflamación. Llegué a comprender la correlación entre la dieta y cómo me sentía física y emocionalmente. Cambié mi dieta e inmediatamente comencé a sentir la diferencia en mi nivel de dolor. La hinchazón de mis pies también bajó considerablemente. En menos de cuatro meses, fui capaz de eliminar todos los medicamentos para el dolor. Volví a sentirme una luchadora y amante de la vida. Aún ocasionalmente experimento dolor — no se puede aguantar treinta y cinco operaciones sin secuelas — pero cuando lo hago, simplemente vuelvo a la fórmula que me hizo volver a pararme sobre mis pies nuevamente. Por supuesto, desde entonces he añadido bastantes opciones a mi régimen de alivio del dolor, como el Ondamed ® y mi Juice Plus ® (leerás acerca de estos dos tratamientos en la parte de Glosario de este libro).

Soy la prueba viviente de que un enfoque holístico en la salud realmente trabaja. Aún no he vuelto a tomar ningún analgésico. Hasta hoy, sigo viendo al doctor Padden porque confío en su dirección. Él encabezó el equipo que tomó un enfoque completo, holístico, a mi salud. Siempre le estaré agradecida y a los otros doctores que quisieron salir de su zona cómoda y animarme a buscar tratamientos que en general se consideran no convencionales.

Cuando miro al pasado, lo único que lamento es que mi madre y yo no hubiéramos conocido todas estas opciones de tratamiento antes. Esto pudo haberme ahorrado varias de las treinta y cinco cirugías, y seguro me habría ahorrado la mayor parte del dolor. Todo lo que tuve que soportar para conseguir finalmente la ayuda que necesité me llevó a abrir un centro holístico, a escribir libros, dar conferencias, crear un programa de radio y compartirlo con cualquiera que pueda beneficiarse de la curación holística. Es mi modo de devolverle a la vida.

Creo que mi llamado es a usar mis talentos como profesora y profesional de la salud mental para concientizar y brindar esperanza. Si eliges acupuntura, hipnoterapia o cualquier otro tratamiento no es el punto. Sólo quiero que te des cuenta que esas y otras más, son opciones que están disponibles para ti también.

Si después de leer mi historia, todavía eres escéptico, piensa en lo mismo que me dijo el doctor Coats y pregúntate: "¿Qué tienes que perder?"

CÓMO USAR ESTE LIBRO

Este libro pretende ser más que una guía para que comiences tu camino hacia la salud holística. También pretende que lo utilices como un cuaderno de ejercicios. Después de enseñar durante casi veinte años, conozco la importancia de tomar notas y destacar ciertos detalles. Para que esto sea algo fácil, he dejado algunas páginas en blanco al final del libro para que puedas tomar notas y apuntar sitios en internet, metas personales o preguntas que surjan mientras vas leyendo. Adelante, ráyalo, destaca y escribe según tu corazón. Te doy permiso, así es que otórgate el permiso tú también. Si tienes preguntas, puedes enviarme un mensaje a DrKing@DrElizabethKing.com. Puedo responder preguntas generales, pero no estoy autorizada por ley a dar consejos específicos. Aún así, responderé y te guiaré.

Este libro está lleno de información, ideas, técnicas y recursos. Está pensado para que lo utilices, ¡aprovéchalo! Sal y empieza tu camino para armar un gran equipo de profesionales holísticos que cuiden de ti como una persona completa.

Si lo haces, cambiará su vida. Lo prometo.

Abundantes bendiciones,

Dr. Elizabeth King

GLOSARIO DE TÉRMINOS HOLÍSTICOS

Estos son los cimientos de un enfoque holístico para la salud y el bienestar. Como con cualquier edificio, el truco es poner los bloques en la base sólida y correctamente. Cada grupo de bloques debe elegirse individualmente para ti — algunos te servirán, otros no. Te toca a ti y a tu equipo de profesionales holísticos observar todas las opciones y centrarse en las mejores para ti. Esta es sólo una lista parcial de las opciones y tratamientos integrales, hay cientos, quizás miles más. El objetivo de este libro es empezar en el camino del entendimiento de que hay mucho más que medicamentos o cirugía para mejorar la salud. Depende de ti seguir aprendiendo sobre las diferentes opciones que hay para la prevención y curación.

ACUPUNTURA

Procedimientos que utilizan agujas o electricidad para estimular puntos anatómicos. Practicada en países asiáticos desde hace miles de años, la acupuntura se basa en la premisa de que el cuerpo es una mezcla de dos fuerzas opuestas, Yin (principio pasivo) y Yang (el principio activo) y cuando pierden el equilibrio, aparecen el dolor y la enfermedad. El desequilibrio conduce a obstrucción en el flujo de energía vital (qi o chi, que se pronuncia "chi") a lo largo de una red llamada meridianos. El flujo puede restaurarse mediante el uso de acupuntura o agujas en puntos del cuerpo que se refieren a los miles de puntos en el meridiano de la matriz. La acupuntura se utiliza comúnmente para tratar las condiciones de los huesos, músculos y muchos tipos y fuentes de dolor crónico o repentino, en la parte baja de la espalda, cuello, dolores de cabeza, articulación, problemas dentales y post-operatorios, entre otros. Muchos profesionales la utilizan como un tratamiento para otras condiciones, incluyendo náuseas postoperatorias, alergias, fatiga, depresión y ansiedad, trastornos digestivos, infertilidad, trastornos menstruales e insomnio.

ANÁLISIS DE SANGRE EN VIVO

Es el análisis en vivo de unas gotas de sangre tomadas de la yema del dedo y observadas bajo un potente microscopio conectado a una cámara de video. El proceso también se denomina análisis de glóbulos vivos, microscopía celular de sangre o microscopía morfológica celular, entre otros nombres. A diferencia de una prueba de sangre convencional en que la sangre se envía a un laboratorio, éste es el análisis en el momento, con las células vivas, dando al paciente la oportunidad de ver su sangre en una pantalla de video y de participar en el examen de su cuerpo. La condición de los glóbulos rojos puede ser una señal de advertencia precoz de estrés y enfermedades que eventualmente pueden manifestarse. El objetivo del análisis de sangre directo no es diagnosticar la enfermedad o vender suplementos nutricionales, sino encontrar los desequilibrios en los niveles de pH de la sangre que pueden requerir exámenes más profundos. El paciente trabaja con un microscopista nutricional calificado para identificar las necesidades nutricionales, excesiva acidez, presencia de toxinas y formular un plan de alimentación saludable para enfrentar estos desafíos en su salud.

AROMATERAPIA

El uso de aceites esenciales para la curación. Los aceites esenciales son extraídos de las raíces, hojas, semillas y flores de las plantas y utilizados en extractos concentrados. La mezcla de los ingredientes determina para qué se utiliza cada aceite esencial. Los aceites son inhalados, se usan también para masajear la piel o se vierten al agua de la tina. Algunos se utilizan en tratamientos para condiciones físicas, mientras que otros promueven el bienestar emocional a través de la relajación y olores agradables. Los aceites esenciales se han utilizado terapéuticamente por casi 6 mil años. La ciencia moderna de la aromaterapia se remonta a 1928, cuando el químico francés René Maurice Gattefossé descubrió que podía curar una quemadura que sufrió en la explosión de un laboratorio con aceite de lavanda. La aromaterapia se ha utilizado para aliviar el estrés, la ansiedad y la depresión. Los aceites esenciales utilizados por matronas certificadas ayudan a las mujeres durante el parto. Otras condiciones en que la aromaterapia puede ayudar son la indigestión, el síndrome premenstrual, la pérdida de cabello, estreñimiento, insomnio, dolor de artritis reumatoide, efectos del diálisis y la psoriasis. Básicamente, hay un aceite esencial para cada condición. Es importante saber que no todos los aceites son iguales. Para recibir el mayor beneficio, asegúrate de que el aceite se clasifique como "aceite de calidad médica terapéutica". Los aceites más baratos generalmente se combinan con conservantes y aditivos. Trata de alejarte de ese tipo de aceites porque pueden causar irritación de la piel.

AYUDA MOTIVACIONAL

Una estrecha relación entre un motivador certificado y un cliente se orienta hacia la identificación de los objetivos del cliente y en desarrollar un plan para alcanzarlos. El motivador no es un profesional de salud mental licenciado por el estado y el proceso no debe confundirse con orientación. La relación con un motivador, basada en el respeto mutuo y la confianza, es una asociación confidencial que permite al cliente estar informado al momento de tomar decisiones sobre el trabajo, las relaciones, la vida familiar y el futuro. Cerca de la mitad (42,6%) de participantes del Estudio Global de Consumidores de la Federación Internacional de Motivadores el año 2010 declararon que habían recibido la ayuda de un motivador y que la razón para hacerlo era "mejorar su rendimiento personal o en equipo". En una encuesta realizada el 2009 a clientes de motivadores certificados, el 96% dijo que buscaría la ayuda de uno nuevamente.

BIORRETROALIMENTACIÓN

Una técnica de relajación en la que aprenderás a utilizar tu mente para controlar funciones corporales como el ritmo cardíaco y la presión arterial. Sensores eléctricos conectados al cuerpo ayudan a recibir y medir información o respuestas del cuerpo. Puedes monitorear pequeños cambios metabólicos tales como temperatura, pulso y tensión muscular. Los sensores enseñan cómo hacer cambios sutiles en el cuerpo como relajar ciertos músculos para lograr resultados como reducción del dolor. La biorretroalimentación puede utilizarse para ayudar a tratar la ansiedad y el estrés, asma, los efectos secundarios de la quimioterapia, estreñimiento, hipertensión arterial, incontinencia, síndrome de colon irritable, dolor y una variedad de condiciones.

CONSEJERÍA

Es una intervención utilizada por un psicoterapeuta entrenado, psicólogo u otro profesional de salud mental para ayudar a resolver problemas de la vida, dando al paciente una sensación de felicidad y control. Esto normalmente implica aumentar la autoestima, mejorar las relaciones, evitando o limitando experiencias incómodas y desarrollando habilidades que permitan enfrentar de un modo eficaz los traumas, pensamientos negativos y problemas de comportamiento. La psicoterapia puede ser a corto plazo, con sólo un par de sesiones, o puede implicar muchas sesiones durante varios años. Las sesiones pueden ser individuales, en pareja, en familias o grupos. A través de sesiones de psicoterapia, puedes aprender lo que causó tus problemas para que puedas tomar control y resolverlos. Aprendes a identificar y cambiar el pensamiento negativo y el comportamiento; explorar relaciones y experiencias y desarrollar las maneras para mejorar la toma de decisiones; así como puedes también aprender a establecer metas realistas para tu vida y aprender a lidiar con el dolor físico y psicológico.

CONSEJERÍA NUTRICIONAL

Es una de las ayudas más subestimadas a la salud en la medicina convencional. En los Estados Unidos, médicos y profesionales de salud mental rara vez preguntan por lo que el paciente está comiendo. Si se piensa que los alimentos son como el combustible del cuerpo humano, que la nutrición se discuta en la oficina del médico tiene total sentido.

La asesoría nutricional es vital para el bienestar de nuestra vida y para el tratamiento de problemas físicos y psicológicos. El primer paso hacia nuestro bienestar debe darse en base a conocer cuáles alimentos pueden resultar en una enfermedad para nosotros. El cuerpo puede reaccionar mal a ciertos productos químicos o artificiales como colorantes de alimentos y sulfitos, así como a productos químicos generados naturalmente como solanina, tiramina y glutamato. Después de una prueba de sensibilidad a los alimentos, la dieta puede ser adaptada a las necesidades individuales, quizás añadiendo hierbas y suplementos alimenticios. Algunos suplementos son macro-nutrientes (hidratos de carbono, fibra, grasas y proteínas), y algunos son los micronutrientes (vitaminas, minerales y oligoelementos que son producidos en forma natural). Los nutricionistas también pueden recomendar suplementos de alimentos como el Juice Plus ®, con todos los nutrientes naturales de diecisiete frutas, verduras y granos en forma concentrada.

El consejero nutricional puede ser un dietista, un médico de Medicina Oriental, un médico o un nutricionista certificado. Además de ayudar a perder peso y a mantenerlo, el asesoramiento nutricional puede ayudar al cliente con condiciones como dolor crónico, fibromialgia o migrañas; puede ayudarlo a aumentar los niveles de claridad mental y energía, así como a mejorar su apariencia y lucir más joven.

DRENAJE LINFÁTICO

Un tipo de masaje que mejora la circulación en el sistema linfáti-co, ayudando a limpiarlo. El sistema linfático es una red de vasos, tejidos y órganos que ayuda al cuerpo a regular el equilibrio de fluidos y su lucha contra las infecciones. Toma el exceso de líqui-do, llamado linfa, de los tejidos y lo devuelve al torrente sanguí-neo. Los profesionales de esta terapia (LDT) de drenaje linfático usan sus manos en movimientos ondulatorios para evaluar el flujo linfático y así determinar las mejores vías para drenar flui-dos estancados y luego suavemente provocar ese movimiento. El resultado es mejorar la circulación general del cuerpo. Muchos te-rapeutas aseguran excelentes resultados en la desintoxicación del cuerpo, así también aliviando inflamaciones, dolor crónico y los síntomas del síndrome de fatiga crónica y fibromialgia, ayudando a la relajación, mejorando la vitalidad y la memoria.

EMDR

Abreviatura en inglés de Desensibilización y Reprocesamiento por los Movimientos Oculares, un protocolo utilizado para reducir los efectos negativos de la memoria traumática. Investigaciones muestran que es un tratamiento efectivo para el trastorno del estrés postraumático (PTSD). El tratamiento se deriva de una observación realizada en 1987 por la psicóloga Francine Shapiro que muestra que bajo ciertas condiciones, los movimientos oculares pueden reducir la intensidad de los pensamientos perturbadores. Durante eventos traumáticos, se obstaculizan los esfuerzos combinados de los lados izquierdo y derecho del cerebro para procesar y neutralizar la información, lo que muchas veces, termina "congelando" los recuerdos vinculados al trauma. La persona traumatizada puede experimentar síntomas repetitivos comúnmente asociados con el PTSD, depresión, ataques de pánico, insomnio o ansiedad. El EMDR ayuda neurológicamente, así como emocionalmente a "liberar" la memoria y a promover el bienestar.

ESPIRITUALIDAD

Es la conexión interior a un poder superior. La forma de hacerlo puede ser religiosa o no. Puede venir a través de la meditación u otro medio. Sea cual sea la vía, la espiritualidad crea una sensación de plenitud y una afiliación trascendente con fuerzas universales. El espíritu es lo que distingue a cada individuo, como el ADN pero sin moléculas. Debe alimentarse y la manera en que esto sucede varía de persona a persona. Para algunos, la música alimenta al espíritu; para otros, la lectura o cualquier actividad que expanda la mente. Una expresión artística puede nacer de una necesidad espiritual. El propósito de la salud holística es integrar la mente, el cuerpo y el espíritu. La motivación para superar la enfermedad suele estar asociada con la fuerza interior del individuo, y el manantial de esa fuerza es la espiritualidad. Desde los albores del mundo, las personas han estado buscando respuestas a los misterios de la vida y la muerte, y han acudido a la religión y otras formas de espiritualidad para encontrarlos. Mi experiencia profesional y la investigación confirman que la curación está directamente relacionada con tener fuertes bases espirituales.

FUSIÓN DE SALUD ™

Protocolo desarrollado por la doctora Elizabeth King. Considera la medicina integrativa a otro nivel no sólo combinando diferentes opciones de tratamiento, sino también fusionándolos. Un ejemplo perfecto sería el uso de la hipnosis y la acupuntura en un paciente al mismo tiempo, elevando los beneficios de ambos tratamientos. La elección de cuáles opciones de tratamiento son fusionadas depende de las necesidades del paciente. Al momento de escribir este libro, aún no se ha realizado una investigación formal para confirmar la eficacia de este enfoque, pero los resultados obtenidos en nuestro Centro Holístico Internacional hablan por sí solos.

HIDROTERAPIA DE COLON

También llamada limpieza de colon o irrigación del colon, es el uso de un baño interno para limpiar los desechos tóxicos que recubren las paredes, rincones y dobleces del colon. Un profesional administra el baño interno con agua a presión y equipos de hidroterapia. El baño es como un enema en forma concentrada y cada uno es equivalente entre cuatro a seis enemas regulares. El tratamiento se utiliza tanto para prevenir como para curar enfermedades y condiciones tales como estreñimiento, psoriasis, acné, alergias, dolores de cabeza y resfriados.

HIPNOTERAPIA

Técnicas que permiten al profesional evitar la conciencia y alcanzar el subconsciente. La mente entra en un estado parecido a la meditación profunda y el paciente puede reestructurar procesos de pensamiento, cambios de comportamiento y desarrollar fuerza de voluntad. En este estado, el paciente puede encontrar la mayor claridad en cuanto a necesidades y deseos, mirar íntimamente experiencias personales no resueltas y abrirse al cambio. La hipnoterapia es usada para dejar de fumar y en otro tipo de adicciones, pérdida de peso, control de la presión arterial, reducción o eliminación del dolor, la tensión, la ansiedad y la depresión. También es usada para vencer fobias (miedo a volar, a hablar en público, etc.), para curar enfermedades de la piel como verrugas y psoriasis, mejorar la autoestima, e incluso, aumentar el rendimiento deportivo y financiero de una persona. El cambio sólo puede pasar si el paciente quiere que suceda. El paciente no pierde el autocontrol a menos que sea su deseo.

HOMEOPATÍA

El uso de sustancias naturales, extraídas de plantas, minerales o animales — para promover el bienestar y la cura de enfermedades. Se basa en el principio de que el cuerpo puede curarse a sí mismo cuando la víctima se da muy pequeñas dosis de una sustancia altamente diluida que produce síntomas similares en personas sanas. La homeopatía fue concebida por el médico Hipócrates en la antigua Grecia y desarrollada hace más de doscientos años por un médico alemán. El término proviene de las palabras griegas "homeo", que significa similar y "pathos" que significa sufrimiento o enfermedad. El tratamiento es individual y se basa en síntomas físicos, emocionales y mentales, así como la historia de la persona, características genéticas e historial de salud. Algunos de los remedios más comunes incluyen cebolla roja, hierba de la montaña y hojas de ortiga.

MANEJO DEL DOLOR

Es el uso de tratamientos holísticos para aliviar el dolor agudo o crónico. Hacerlo significa combinar opciones convencionales, como la medicina y cirugía, con opciones no convencionales como acupuntura, hipnoterapia, hierbas, biorretroalimentación y Ondamed ®. El propósito siempre es comenzar a tratar con el método menos invasivo y sin medicinas, debido a los efectos secundarios que acompañan a los medicamentos y la cirugía. Otro aspecto importante del tratamiento del dolor integral es el asesoramiento nutricional, lo cual puede ayudar a que un paciente encuentre opciones dietéticas y patrones que causan inflamación. Las terapias no convencionales facilitan la recuperación, previenen complicaciones adicionales para la salud y mejoran la calidad de vida de un individuo. El dolor crónico y agudo de una lesión, de una enfermedad o cirugía, responden bien a las opciones de tratamiento de manejo del dolor no convencionales. La clave está en encontrar a los profesionales adecuados y la combinación de terapias precisa.

No te desanimes si tu tratamiento no funciona inmediatamente. El manejo integral del dolor trata sobre la curación de tu cuerpo y lleva tiempo. Lamentablemente, los estadounidenses estamos acostumbrados a esperar resultados inmediatos y generalmente respondemos ante el dolor tomando una píldora. La píldora puede eliminar el síntoma, pero no resuelve el problema profundo. Además, cada persona es única y el dolor de una persona debe ser tratado de forma exclusiva. Siempre es posible probar distintas opciones de tratamientos y especialistas para no perder la esperanza. Es sólo cuestión de armar un buen equipo que trabaje para ti.

Es muy importante prestar atención al aspecto psicoemocional del dolor, pues es un proceso agotador tanto física como emocionalmente. Puedes sentirte deprimido, ansioso o desesperado. Estas emociones intensas pueden contribuir a que sientas aún más dolor. Es esencial que hables con un profesional de salud mental para procesar tus sentimientos y desarrollar formas de enfrentarlos.

MASAJE

Manipulación de tejidos blandos del cuerpo con la mano o con un dispositivo mecánico. Todos los tipos — incluyendo sueco, tejido profundo, terapéutico y el llamado Gota De Lluvia — involucran amasar, frotar, cepillar y golpear los músculos y tejidos. Los objetivos son mejorar la circulación y desintoxicar, reducir el estrés y aumentar el bienestar. Además de ayudar a la circulación y la relajación, el masaje puede aliviar cefaleas tensionales y migrañas, el síndrome del túnel carpiano, la ciática, tendinitis, artritis, fibromialgia, adherencias post-operatorias e hinchazón, depresión y ansiedad, disfunción inmunitaria, dolor crónico, embarazo y parto, lesiones deportivas, neuralgia y síntomas relacionados con el cáncer. También puede ayudar a deshacerse de cicatrices y estrías.

MEDICINA ALOPÁTICA

Es el sistema convencional o el más usado por médicos y otros proveedores de salud, el cual responde a tratar los síntomas y enfermedades con tratamientos estándares como medicamentos o cirugías. "Alopático" proviene de las palabras griegas "allos", que significa "otro" o bien, lo contrario y "pathos" que significa sufrimiento o enfermedad. Medicina alopática es un sistema de manejo de enfermedades que se centra en atacar a la parte del cuerpo que muestra signos de enfermedad aguda.

MEDICINA INTEGRAL

La idea es tratar a la persona como un todo, no sólo una enfermedad a través de medicina convencional y occidental, sino también con métodos no convencionales o técnicas complementarias. La medicina integral elevó su reputación en Estados Unidos después de un estudio realizado en 1993 el cual mostró que uno de cada tres estadounidenses había utilizado una terapia alternativa en algún momento. La medicina integral, orientada a promover la salud y prevenir las enfermedades, es una de las bases del enfoque holístico que contempla cuerpo, mente y espíritu.

MEDITACIÓN

La unión de cuerpo y espíritu auto-dirigiendo la atención hacia el lugar sagrado de la mente. La meditación es un proceso antiguo de mente-cuerpo que emplea la concentración para lograr que el cuerpo se relaje y la mente se aclare y tranquilice. Las diferentes técnicas para lograrlo incluyen mantras, imágenes y control de la respiración, y quien lo practica puede estar quieto o realizando movimientos como caminar o como los del arte marcial japonés del Aikido. La meditación constante puede mejorar el bienestar psicológico y físico, aliviando el estrés y ha sido utilizado para tratar la hipertensión arterial y el colesterol, dolor crónico, ansiedad y abuso de sustancias. También puede ayudar a elevar la calidad de vida a personas que tienen cáncer.

ONDAMED

Es un dispositivo que utiliza frecuencias y campos electromagnéticos de débil pulsación para crear una respuesta terapéutica en el sistema nervioso del paciente. No es invasivo y es indoloro, se basa en el principio de que los seres humanos son seres electromagnéticos, receptivos a las vibraciones electromagnéticas. Ondamed es un término latino que significa "onda médica" y los europeos empezaron a utilizarlo hace veinte años. La tecnología localiza disfunciones mediante la exploración del cuerpo con frecuencias que lo hacen reaccionar. Luego, proporciona el estímulo para regresar el cuerpo a la frecuencia correcta y curarse a sí mismo. Mediante el proceso de biorretroalimentación de pulso para identificar frecuencias electromagnéticas óptimas para cada cuerpo, Ondamed lleva a la regeneración y reparación celular natural induciendo impulsos sutiles a los fluidos, órganos y tejidos. La estimulación temporal, prolongada por la participación del paciente, promueve la relajación, reeducación muscular y rehabilitación para lograr un estado de bienestar total. Las pulsaciones de Ondamed atraviesan la barrera hematoencefálica, por lo que mejoran la absorción de productos farmacéuticos, nutrición, hormonas, etc.

QUIROPRÁCTICA

Es un método que permite la alineación de la médula espinal después de que se ha salido de su centro normal como resultado de algún trauma físico, mala postura o estrés. Los profesionales quiroprácticos utilizan una variedad de técnicas, pero principalmente realizan ajustes en la columna vertebral u otras partes del cuerpo. El propósito es corregir problemas de alineación, deshacerse del dolor y mejorar la función, depende en parte de la capacidad de autocuración del cuerpo. Muchas personas se dirigen directamente a los quiroprácticos cuando experimentan dolor de espalda, especialmente los que tienen que ver con la zona lumbar.

REFLEXOLOGÍA

Una antigua técnica china que utiliza el masaje de puntos de presión para incrementar el flujo de energía en todo el cuerpo y restaurar el equilibrio. La reflexología se basa en la premisa que los reflejos en nuestras manos, pies y orejas se conectan a través del sistema nervioso a cada una de las partes del cuerpo. Estimulando la circulación de las manos, pies y orejas se aumenta y mejora el suministro de sangre y podemos aliviar el estrés y otros problemas de salud. Adaptando un antiguo método llamado "Terapia de zona", Eunice Ingham desarrolló la reflexología en la década de 1930. La técnica se ha utilizado como un método preventivo, para curar heridas deportivas, trastornos para dormir y para mejorar la agilidad mental, la creatividad y productividad, así como para mejorar las relaciones entre los sistemas del cuerpo.

REIKI

Es una técnica japonesa de hace siglos para reducir el estrés y promover la relajación y curación. El término combina dos palabras japonesas: "rei", que significa "la sabiduría de Dios o el poder superior" y "ki", que significa "energía de fuerza vital". En el Reiki, la persona utiliza las palmas de la mano para transferir energía curativa a órganos o glándulas y para ayudar a los chakras o centros de energía del cuerpo a recuperar el equilibrio. Quienes lo practican aseguran que genera sentimientos de paz, seguridad y bienestar. Puede ser una poderosa herramienta para masajistas, quiroprácticos, enfermeros y todos quienes emplean el contacto para sanar. El Reiki se ofrece en alrededor del 15% de los hospitales estadounidenses, incluyendo el Memorial Sloan-Kettering Cancer Center en Nueva York y el Instituto de Cáncer Dana-Farber en Boston, según el informe de salud del consumidor.

TERAPIA CRANEOSACRAL

Una forma de manipulación quiropráctica no invasiva y sin medicina utilizada por osteópatas, masajistas, naturópatas y quiroprácticos. También llamado CST o Trabajo Corporal Craneo Sacral, el tratamiento fue desarrollado en las décadas de 1970 y 1980 por el osteópata John Upledger basado en un descubrimiento de William Sunderland a finales del siglo XIX. La idea es estimular el proceso natural de curación del cuerpo utilizando suavemente las manos para evaluar y poner en marcha el sistema craneosacral. Este sistema está compuesto por las membranas y líquido cefalorraquídeo que rodea y protege el cerebro y la médula espinal. Terapeutas craneosacrales han reportado éxito en el tratamiento del estrés, cuello, espalda y dolor crónico, así como migrañas, en los efectos secundarios de la quimioterapia y radiación y en otros problemas médicos asociados con disfunción mental y corporal.

TERAPIA DE CAMPO MAGNÉTICO

El uso de imanes para ayudar a diagnosticar y tratar los trastornos físicos y psicológicos, dependiendo de la conexión entre
energía electromagnética y el cuerpo. Los médicos creen que la
tierra y otros campos electromagnéticos interactúan y cambian
el cuerpo, y que para una salud óptima, el campo electromagnético del cuerpo debe estar equilibrado. Los imanes, que siempre
se usan en la parte exterior del cuerpo, son cargados eléctrica-
mente para entregar un impulso a la zona tratada, combinados
con agujas de acupuntura para tratar las vías por donde pasa la
energía dentro del cuerpo o bien son dejadas por algún período de tiempo en la zona tratada. La terapia magnética se utiliza
para tratar problemas de articulación como artritis, migraña,
episodios esporádicos de dolor y dolor crónico, así como la depresión. El Ondamed ® es un ejemplo de una máquina de frecuencia electromagnética.

TERAPIA DE OXÍGENO

Esto es cambiar la química del cuerpo para mejorarla proporcionándole oxígeno adicional. Normalmente, los pulmones absorben el oxígeno del aire, pero algunas condiciones, como una enfermedad pulmonar obstructiva crónica pueden impedir que se reciba suficiente oxígeno. El tejido lesionado también necesita más oxígeno. En la terapia de oxígeno hiperbárico, el paciente respira oxígeno puro en un ambiente presurizado. Como la sangre transporta el oxígeno por todo el cuerpo, estimula la liberación de factores de crecimiento y células madre, que promueven la curación y combaten la infección. Es una terapia muy usada para la descompresión de buzos, también para tratar infecciones graves, heridas persistentes de diabetes o lesiones por radiación, envenenamiento por monóxido de carbono, pellizcos y lesiones, gangrena, quemaduras, infecciones de la piel o hueso que causan muerte de tejidos y anemia severa.

TERAPIA VIBRACIONAL Y DE SONIDO

Es una terapia práctica, basada en que el corazón abre las entradas al alma para curarse a nivel celular, armonizando el cuerpo, la mente y el espíritu. El proceso de limpieza multidimensional ayuda a curar patrones que nos bloquean íntegramente, así como la felicidad y el éxito. El profesional habla con el paciente para descubrir los principales problemas. Luego, ambos participan de una sesión que libera la energía de esos patrones no deseados y los restos de experiencias del pasado. La mayor parte de los pacientes cuentan que ellos comienzan a sentir sentimientos de perdón, compasión, ligereza, alegría, alivio, se sienten mejor con ellos mismos y logran una sensación de bienestar general. La terapia vibracional y la curación del sonido ayudan a reducir la tensión, la ansiedad, apoyan y promueven el empoderamiento, mejoran las relaciones, promueven claridad mental y emocional, el amor propio y la energía creativa. Este tipo de tratamiento ha captado la atención de estudiantes que investigan terapias para tratar el mal de Parkinson.

TERMOGRAFÍA

Es una técnica de diagnóstico segura, no invasiva, sin radiación que usa una cámara digital infrarroja para rastrear la temperatura superficial y cambios vasculares del cuerpo. Esta técnica también es llamada Imagen Digital Termal Infrarroja. El resultado es un sistema de alerta temprana para el cáncer y otras enfermedades serias. La tecnología también revela condiciones preexistentes como artritis o diabetes, e identifica las actividades químicas e inflamatorias que podrían señalar otros problemas como golpes. Cada cuerpo tiene su propio mapa interno, como una huella digital. En una termografía del pecho o del cuerpo completo, una cámara digital infrarroja ultrasensible captura las imágenes y produce un mapa detallado, interpretado con distintos colores a través del cuerpo. Las primeras imágenes sirven como base y luego se van tomando otras más detalladas. Luego las imágenes son analizadas y comparadas, revelando si hay anormalidades. Se recomienda que se realicen otros exámenes como mamografías o MRI paralelamente a la termografía. La termografía de pecho es una tecnología aprobada por la FDA desde 1982.

VIDA ORGÁNICA

Es vivir simplemente, saludablemente y cerca de la naturaleza, evitar medicinas, hormonas y sustancias químicas sintéticas. Esta filosofía abarca todo, desde la comida, la ropa, la casa y los ambientes de trabajo. La agricultura orgánica produce alimentos en forma natural, sin fertilizantes químicos sintéticos, plaguicidas químicos dañinos u organismos genéticamente modificados para aumentar el rendimiento de las cosechas. La idea es no tener impacto sobre el medio ambiente, proteger los recursos limitados y producir alimentos seguros y saludables. Lecheros y ganaderos orgánicos no usan drogas u hormonas animales para su ganado. Partidarios del estilo de vida orgánica aseguran que los alimentos producidos de esta forma saben mejor y tiene mayor valor nutricional. El hombre primitivo utilizaba métodos orgánicos antes del descubrimiento de productos químicos. Estos compuestos químicos ayudan a mejorar la calidad de los cultivos y a mantener los productos por más tiempo, pero han tenido efectos desastrosos en nuestro ecosistema. El reciente retorno a la agricultura ecológica se produjo cuando los consumidores comenzaron a rechazar las toxinas, motivando a mejorar los niveles de salud y los ambientales.

YOGA

Es la aplicación de enseñanzas Védicas indias antiguas con ejercicios que — combinados con respiración controlada, relajación, meditación y dieta — unen los elementos físicos, mentales y espirituales de una persona. La palabra viene del sánscrito "yuj", que significa unirse. Los ejercicios físicos son llamados asanas o posturas. La terapia de yoga es un campo emergente en América y el ingreso a la Asociación Internacional de Terapeutas de Yoga se triplicó a partir del 2008 hasta el 2011. Los terapeutas de yoga se dirigen a problemas de salud específicos con posturas específicas o movimientos que cambian cada semana mientras que el estudiante progresa. El yoga ha sido usado para manejar la hipertensión, para tratar los efectos secundarios de tratamientos convencionales de cáncer, aliviando síntomas de VIH, depresión y ansiedad, aliviando problemas del sistema muscular y óseo, como dolores de espalda, hombros, cuello y cadera.

HACIA DÓNDE IR A PARTIR DE AHORA

Ahora que has visto la gran cantidad de opciones disponibles de tratamientos holísticos, probablemente te estás preguntando: ¿qué viene ahora? ¿Hacia dónde voy?

La respuesta es simple y compleja al tiempo: a encontrar la vía adecuada para ti. Pero la parte difícil es que debes hacer tu tarea y averiguar, como cantaba Bob Seger, "qué tomar y qué dejar fuera". No hay un modelo único para todo el mundo. Cualquier tratamiento escogido puede ayudar con un trastorno, pero tal vez ignorará otros. Lo que es bueno para el cuerpo no siempre es bueno para la mente o el espíritu y viceversa.

Eres una persona multidimensional, por completo, y debes ser respetada en tu diversidad. Por eso debes encontrar a alguien que escuche tus metas personales y que sea capaz de aprovechar los recursos que te ayudarán a hacerlas realidad. Esta persona, él o ella podría ser un médico, un psicoterapeuta o un profesional certificado como un acupunturista — que te sirva como líder de tu equipo y como entrenador en la fusión de tratamientos para lograr tu salud.

Una advertencia importante: no pidas o esperes garantías y si alguien te las ofrece, huye. Bernie Madoff no podía asegurar a los inversionistas que recuperarían su capital de su esquema Ponzi. Si algo suena demasiado bueno para ser verdad, probablemente lo es.

Recuerda, la búsqueda de mejorar la salud es un proceso natural que no siempre tiene un resultado predecible.

COMO ENCONTRAR A UN PROFESIONAL HOLÍSTICO

Ya entiendes que un profesional holístico puede ser convencional o no convencional, mientras algunos incorporan una combinación de ambas opciones de tratamiento. Él o ella podría ser un médico, psicoterapeuta, acupunturista o cualquier otra clase de profesional. Cuando comencé mi peregrinaje hacia la salud, los doctores David Padden y John Coats ocuparon ese lugar de liderazgo en mi equipo.

En el Centro Holístico Internacional (IHC) que fundé en Fort Lauderdale, Florida, servimos a nuestros pacientes bajo esa misma pauta. Ayudamos a todos los pacientes a construir su propio equipo para dirigirnos a cubrir sus necesidades individuales. Las disciplinas específicas de los profesionales no importan, mientras ellos puedan ver más allá de sus propios horizontes y ayudar al paciente a encontrar las mejores opciones de tratamiento. Eso es realmente holístico.

Aquí hay algunos consejos:

1. Usar el sistema "de boca en boca". Hablar con amigos que han utilizado tratamientos no convencionales, o buscar referencias de médicos convencionales en que ellos confíen.

2. Utilizar un directorio telefónico o buscar en internet por medicina integral, alternativa o no convencional. Concéntrate en los tipos de tratamiento individual que sientas más prometedores para ti. Por ejemplo, puedes buscar acupuntura o hipnoterapia.

3. Revisar listas de referencia en internet, prestando especial atención a los comentarios de pacientes que los hayan usado. Ten en cuenta que hay excelentes doctores que tienen algunas críticas negativas escritas por algunos pacientes descontentos. Internet a veces puede ayudar a difundir fácilmente información falsa.

4. Antes de hacer una cita para un tratamiento, haz una cita para una entrevista con el profesional. Ve armado con preguntas escritas y asegúrate de que sean respondidas. Obtén referencias. Hazte esta pregunta: ¿es esta persona alguien que se mueve por su ego o alguien que quiera trabajar en colaboración conmigo y liderar mi equipo de salud? Una bandera roja: Si el médico no dice nada sobre dieta o nutrición, ve directo a la puerta. Esto también sirve cuando estás tratando con profesionales convencionales como médicos: debes tener las mismas normas para todos los que cuidan de tu salud.

5. Además de fijarte en las referencias y credenciales, verifica con el estado las quejas y acciones disciplinarias que pueda haber con ese profesional.

6. Comprobar la cobertura de los costos y del seguro. Si antes de la consulta inicial, el médico quiere que te sometas a costosos exámenes que no están cubiertos por el seguro, quizás debas reconsiderar la visita.

7. Si estás tratando con un médico, revisa las características del hospital y averigua quién está de guardia cuando el médico no está disponible. ¿Es otro profesional holístico o es alguien que practica solo la medicina convencional?

EL EQUIPO HOLÍSTICO

Un enfoque multidisciplinario y holístico es sin duda el mejor enfoque. Idealmente, un equipo bajo este concepto te dará acceso a una gama de servicios. Aquí hay un ejemplo del tipo de profesionales que pueden estar considerados en un equipo holístico:

• *Acupuncturista*	• *Nutricionista*
• *Masajista*	• *Hipnoterapista*
• *Psicoterapeuta*	• *Enfermera*
• *Anestesiólogo*	• *Terapeuta físico*
• *Neurólogo*	• *Terapeuta ocupacional*
• *Cirujano ortopédico*	• *Trabajador social*
• *Oncólogo*	• *Consejero vocacional*

Comencé el Centro Holístico Internacional (IHC) porque quise proveer a los clientes de un tratamiento holístico completo. Si puedes encontrar un centro o práctica integral que ofrezca diferentes opciones de tratamientos bajo un mismo techo, no tendrás que correr de un lado a otro armando tu equipo de salud.

Se eficiente — encuentra un centro estilo boutique como IHC que tenga lo que buscas y que funcione para ti. Ahora bien, recuerda lo que mencioné al comenzar este libro: sólo porque alguien agregue la palabra "salud" u "holístico" al nombre de una compañía, no significa que lo sea.

Edúcate, infórmate y no te rindas.

RECURSOS

ALCOHÓLICOS ANÓNIMOS

- ➤ www.AA.org
- ✉ P.O. Box 459
- 🌐 Nueva York, NY 10163
- ☎ 212 870 3400
- • Misión: La recuperación del alcoholismo.

ALIANZA PARA LA SALUD NATURAL - USA (llamada anteriormente Asociación Americana Para La Libertad En Salud)

- ➤ www.Anh-usa.org
- ✉ 1350 Connecticut ave NW, 5to piso
- 🌐 Washington, DC 20036
- ☎ 800 230 2762
- • Misión: Es una organización internacional que promueve la salud sostenible y la libertad de elección en la atención de la salud a través de la ciencia y las leyes.

ASOCIACIÓN AMERICANA DE ACUPUNTURA Y MEDICINA ORIENTAL

- ➤ www.aaaomonline.org
- ✉ 9650 Rockville Pike
- 🌐 Bethesda, MD 20814
- ☎ 866 455 7999
- • Misión: Promover y avanzar en levantar los estándares éticos, educativos y profesionales en la práctica de la acupuntura y la medicina oriental en los Estados Unidos.

ASOCIACIÓN AMERICANA PARA EL AVANCE DE LA TERAPIA CONDUCTUAL

- www.aabt.org
- Misión: Intercambio de enlaces con otros recursos y proveedores de tratamientos psicológicos.

ASOCIACIÓN AMERICANA DE PROFESIONALES SIN DROGAS

- www.aadp.net
- 2200 Market Street, Suite 803
- Galveston, TX 77550-1530
- 409 621 2600
- 888-764-AADP
- Misión: Promover la igualdad entre los profesionales de terapias convencionales y no convencionales, holísticas e integrales.

SOCIEDAD AMERICANA DEL CÁNCER

- www.cancer.org
- 250 Williams Street NW
- Atlanta, GA, 30303
- 800 227 2345
- Misión: Eliminar el cáncer como un problema de salud importante, así como también prevenirlo, salvar vidas y disminuir el sufrimiento que provoca esta enfermedad a través de la investigación, educación, promoción y servicio.

ASOCIACIÓN AMERICANA DE DOLOR CRÓNICO

- www.theacpa.org
- P.O. Box 850
- Rocklin, CA 95677
- 800 533 3231
- Correo electrónico: acpa@pacbell.net
- Misión: Apoyo entre los pares y educación en el manejo del dolor para las personas que lo sufren, así como sus familiares, amigos y profesionales de la salud.

COMITÉ ESTADOUNIDENSE DE EDUCACIÓN SOBRE EL DOLOR DE CABEZA

- www.achenet.org
- Misión: Recurso educativo para el paciente y profesionales de la salud, que proporciona información, herramientas y opciones que los apoyan en la lucha por acabar con los dolores de cabeza en los pacientes y sus familias.

ASOCIACIÓN ESTADOUNIDENSE MÉDICO HOLÍSTICA

- www.holisticmedicine.org
- 27629 Chagrin Blvd. Suite 213
- Woodmere, OH 44122
- 216-292-6644
- email: info@holisticmedicine.org:
- Misión: Referencias para profesionales y pacientes sobre facultativos holísticos.

ASOCIACIÓN DE ENFERMERAS HOLÍSTICAS AMERICANAS

- www.ahna.org
- 323 N. San Francisco St. , Suite 201
- Flagstaff, AZ 86001
- 928-526-2196
- 800-278-2462
- E-mail: info@ahna.org
- Misión: Promover la formación de enfermeras y otros profesionales en la atención de la salud, e informar al público sobre todos los aspectos de cuidado integral y curación holística.

FUNDACIÓN AMERICANA DEL DOLOR

- www.painfoundation.org
- 201 N. Charles St., Suite 710
- Baltimore, MD 21201
- 888-615-PAIN (7246)
- Misión: Educar, apoyar y defender a las personas afectadas por dolor.

SOCIEDAD AMERICANA DE TERAPEUTAS ALTERNATIVOS

- www.ASAT.org
- P.O. Box 303
- Topsfield, MA 01983
- 978 561 1639
- Correo electrónico: asat@asat.org
- Misión: Representar a los profesionales y consejeros certificados como ASAT ™ C.O.R.E..

ASOCIACIÓN DE DESÓRDENES DE ANSIEDAD DE AMÉRICA

🏹 www.adaa.org

✉ 8730 Georgia Ave.

🌐 Silver Spring, MD 20910

☎ 240-485-1001

- Misión: Promover la prevención, tratamiento y cura de la ansiedad y otros desórdenes causados por la ansiedad y el estrés a través de la educación, formación e investigación.

FUNDACIÓN DE ARTRITIS

🏹 www.arthritis.org

✉ P.O. Box 7669

🌐 Atlanta, GA 30357

☎ 800-283-7800

- Misión: Ayudar a las personas afectadas a tomar control de la artritis proporcionando educación sobre salud pública, la realización de políticas públicas y la legislación, el desarrollo de programas que ayuden a mejorar la calidad de vida de quienes viven con artritis.

ASOCIACIÓN DE PSICOFISIOLOGÍA APLICADA Y BIORRETROALIMENTACIÓN

🏹 www.aapb.org

✉ 10200 West 44th Ave Suite 304

🌐 Wheat Ridge, CO 80033

☎ 303 422 8436

☎ 800 477 8892

- Correo electrónico: info@aapb.org
- Misión: Avanzar en el desarrollo, difusión y utilización de conocimientos sobre psicofisiología aplicada y biorretroalimentación para mejorar la salud y la calidad de vida a través de la investigación, la educación y la práctica.

CENTROS PARA EL CONTROL Y PREVENCIÓN DE ENFERMEDADES

- www.cdc.gov
- 1600 Clifton Rd.
- Atlanta, GA 30333
- 800-CDC-INFO (232 4636)
- Correo electrónico: cdcinfo@cdc.gov
- Misión: Colaborar con profesionales en Estados Unidos y otras partes del mundo para crear los conocimientos, la información y herramientas que necesitan las personas y las comunidades para proteger su salud — a través de la promoción de la salud, prevención de enfermedades, lesiones, discapacidad y preparación para nuevas amenazas a la salud.

COALICIÓN PARA LA SALUD NATURAL

- www.healingfeats.com
- 1200 L Street N.W., Suite 100-408
- Washington, DC 20005
- 800 586 4264
- Correo electrónico: info@naturalhealth.org
- Misión: Brindar protección jurídica a expertos en salud natural, profesionales de la salud holística, asesores nutricio-

nales, herbolarios y otros que deseen desarrollar exclusivamente alternativas de salud natural.

ASOCIACIÓN INTERNACIONAL DE EMDR

- www.emdria.org
- 5806 Mesa Drive, Suite 360
- Austin, TX 78731
- 512 451 5200
- 866 451 5200
- Correo electrónico: info@emdria.org
  Misión: Una organización de profesionales de la salud mental dedicada a los más altos estándares de excelencia e integridad en EMDR.

FUNDACIÓN MÉDICA GLADYS T. MCGAREY

- www.mcgareyfoundation.org
- 4848 E. Cactus Rd., Suite 505 - 506
- Scottsdale, AZ 85254
- 480-946-4544
- Misión: Avanzar en el desarrollo y promoción de la medicina holística.

FUNDACIÓN INTERNACIONAL DE INCIDENTES CRÍTICOS DE ESTRÉS, INC.

- www.icisf.org
- 3290 Pine Orchard Lane, Suite 106
- Ellicott City, MD 21042
- 410 750 9600

- Correo electrónico: info@icisf.org
- Misión: Proporcionar liderazgo, educación, formación, consulta y apoyo en la intervención y desastres relacionados a la salud conductual, a profesiones que responden a situaciones de emergencia, otras organizaciones y comunidades en todo el mundo.

CENTRO HOLÍSTICO INTERNACIONAL

- www.IHCHealthfusion.com
- 3471 North Federal Hwy., Suite 410
- Fort Lauderdale, FL 33306
- 954 903 9426
- Directora Ejecutiva: Dra. Elizabeth King, LCSW
- Correo electrónico: DrKing@IHCHealthfusion.com
- Misión: Fusionar en forma eficiente procedimientos y tratamientos convencionales y no convencionales para abordar los problemas de salud desde la raíz, no sólo sus síntomas.

PROYECTO DE DOLOR MAYDAY

- www.painandhealth.org
- Correo electrónico: maydaypain@aol.com
- Misión: Un recurso en internet netamente educativo para ayudar a la gente a mejorar la forma de enfrentar una condición de dolor, contactándolos con educadores de salud expertos en el área y otros pacientes que lidian con el mismo problema.

MEDLINE PLUS

➤ www.nlm.nih.gov/medlineplus

• Misión: Un servicio de la Biblioteca Nacional Estadounidense de Medicina que provee información confiable de salud para los consumidores.

NARCÓTICOS ANÓNIMOS

➤ www.na.org

✉ P.O. Box 9999

🌐 Van Nuys, CA 91409

☎ 818 773 9999

• Misión: Recuperar a las personas de la adicción a las drogas.

ASOCIACIÓN NACIONAL DE TRABAJADORES SOCIALES

➤ www.socialworkers.org

✉ 750 First Street, N.E., Suite 700

🌐 Washington, D.C. 20002

☎ 202 408 8600

• Misión: Mejorar el crecimiento y desarrollo profesional de los trabajadores sociales y miembros de la entidad, para crear y mantener las normas profesionales y avanzar en políticas sociales.

CENTRO NACIONAL PARA EL SÍNDROME DE ESTRÉS POSTRAUMÁTICO (NCPTSD)

➤ www.ncptsd.va.gov

Departamento de Asuntos de Veteranos

☎ 800 827 1000

- Misión: Avanzar científicamente y en la promoción del síndrome de estrés postraumático (PTSD).

CENTRO NACIONAL PARA VÍCTIMAS DE DELITOS

- www.ncvc.org
- 2000 M Street, N.W., Suite 480
- Washington, D.C. 20036
- 202 467 8700
- Misión: Una organización que ayuda en la promoción de recursos y alternativas para las víctimas de delitos y a todos quienes pueda servirles.

COALICIÓN NACIONAL CONTRA LA VIOLENCIA DOMÉSTICA

- Www.ncadv.org
- One Broadway, Suite B210
- Denver, CO 80203
- 303-839-1852
- E-mail: mainoffice@ncadv.org
- Misión: Organizar a la comunidad para alcanzar un poder colectivo a través del trabajo, ideologías y liderazgo entre grupos y personas que trabajan para poner fin a la violencia contra las mujeres y los niños.

FUNDACIÓN NACIONAL PARA EL DOLOR DE CABEZA

- www.headaches.org
- 820 N. Orleans, Suite 411
- Chicago, IL 60610

☎ 312 274 2650

☎ 888-NHF-5552

@ Correo electrónico: info@headaches.org

* Misión: Proporcionar recursos educativos e informativos, apoyar la investigación sobre el dolor de cabeza y promover el reconocimiento del mismo como una enfermedad neurobiológica legítima — todo con el propósito de mejorar la atención de la salud de las personas que lo padecen.

INSTITUTO NACIONAL DE INVESTIGACIÓN DENTAL Y CRANEOFACIAL

🖉 Www.nidcr.nih.gov

☎ 866-232-4528

@ E-mail: nidcrinfo@mail.nih.gov

* Misión: Mejorar la salud oral, dental y craneofacial a través de la investigación, la formación, investigación y la difusión de la información sanitaria.

INSTITUTO NACIONAL DE ABUSO DE DROGAS

🖉 Www.nida.nih.gov

✉ 6001 Executive Blvd.
Room 5213, MSC 9561

🌐 Bethesda, MD 20892

☎ 301-443-1124

@ E-mail: information@nida.nih.gov

* Misión: Guiar a la nación a usar el poder de la ciencia para detener el uso indebido de drogas y adicciones, mediante el apoyo estratégico y la investigación. Así como garantizar la

rápida y eficaz difusión y utilización de los resultados de las investigaciones, a fin de mejorar la prevención, tratamiento e información sobre las políticas referentes al tema.

INSTITUTO NACIONAL DE SALUD MENTAL (NIMH)

- ↟ www.NiMH.nih.gov
- ✉ 6001 Executive Blvd.
- ⌖ North Bethesda, MD 20852
- ☎ 301 443 4513
- ☎ 866 615 6464
- @ Correo electrónico: nimhinfo@nih.gov
- • Misión: Transformar la comprensión y el tratamiento de las enfermedades mentales a través de la investigación básica y clínica, allanando el camino para la prevención, recuperación y curación.

CENTRO NACIONAL DE RECURSOS CONTRA LA VIOLENCIA SEXUAL

- ↟ www.nsvrc.org
- ✉ 123 North Enola Dr.
- ⌖ Enola, PA 17025
- ☎ 717 909 0710
- ☎ 877 739 3895
- @ Correo electrónico: resources@nsvrc.org
- • Misión: Proporcionar liderazgo a nivel nacional, consulta y asistencia técnica que genere y facilite el desarrollo y flujo de información sobre estrategias, intervención y prevención de la violencia sexual. Trabajar además para abordar

las causas y consecuencias de la violencia sexual a través de la distribución de los recursos, los esfuerzos de prevención y colaboración.

ONDAMED®

- www.Ondamed.net
- Ondamed, INC.
- 2570 Route 9W
- Cornwall, NY 12518
- 845-534-0456
- Correo electrónico: support@ondamed.net
- Misión: Educar a profesionales médicos con material científico que es investigado y publicado con la meta de llegar a ellos, especialmente con respecto al Sistema de Ondamed, un tratamiento fisiológico que utiliza ondas electromagnéticas dirigidas a estimular el mejoramiento de funciones sistémicas, así como mejorar los niveles de tolerancia al estrés.

RED NACIONAL DE SECUESTRO, ABUSO E INCESTO

- www.rainn.org
- 2000 L Street, NW, Suite 406
- Washington, DC 20036
- 202.544.3064
- 800-656-HOPE (4673)
- Correo electrónico: info@rainn.org
- Misión: Operar líneas directas confidenciales que eduquen el público acerca de violencia sexual y dirigir los esfuerzos

nacionales a prevenirla, mejorar servicios a víctimas y asegurar que los violadores sean llevados a la justicia.

ACEITES ESENCIALES YOUNG LIVING

www.youngliving.org/drkingnassoc

Dra. King y Asociados

Centro Holístico Internacional

3471 N. Federal Hwy., Suite 410

Fort Lauderdale, Florida 33306

954-903-9426

Correo electrónico: drking@ihchealthfusion.com

- Misión: Ofrecer los aceites esenciales de grado terapéutico de más alta calidad.

MANTRA PARA EMPODERARSE

A veces necesitamos recordarnos a nosotros mismos nuestro propio poder y fuerza. Cuando estamos pasando dolor físico o emocional, es todavía más difícil ser asertivos y sentirnos bien acerca de nosotros mismos y claro acerca de nuestros derechos.

Este mantra de empoderamiento te ayudará a comenzar tu día con la conversación interior necesaria para ese cambio efectivo. Disfrútalo. Este es tu tiempo de curación.

Por favor, repite las siguientes afirmaciones cada mañana y tan a menudo como necesites reforzar tu compromiso con tu propia curación. Hazlo sentado o acostado en una habitación tranquila. Antes de comenzar, por favor toma una respiración profunda, que llene tus pulmones. Inhala por la nariz y exhala lentamente por la boca. Permítete unos minutos para internalizar las palabras después de leerlas en voz alta.

> *Hoy...*
> *Soy fuerte. No permitiré que mi condición me consuma.*
>
> *Hoy...*
> *Estoy listo para ser proactivo y tomar el control de mi vida.*
>
> *Hoy...*
> *Soy responsable de mi vida.*
>
> *Hoy...*
> *Estoy a cargo de mi tratamiento médico.*

Hoy...

No seré intimidado por ningún profesional de la salud.

Hoy...

No me desanimaré.

Hoy...

Exigiré una atención de calidad integral.

Hoy...

Tengo derecho a entender mis opciones de tratamiento.

Hoy...

Entiendo que el conocimiento es poder. Sé leer, investigar y aplicar lo que aprendo acerca de mi cuerpo y mi mente.

Hoy...

Elijo tener una alta calidad de vida.

Hoy...

Elijo ser feliz.

CONSEJOS PERSONALES DE LA DOCTORA KING PARA MANTENERSE JOVEN Y ENVEJECER SALUDABLEMENTE

Cada día de nuestras vidas, nos demos cuenta o no, utilizamos ciertos trucos tomados de nuestra propia experiencia que se vuelven tan arraigados, que los incorporamos como hábitos.

A continuación te doy una lista de trucos o consejos que puedes hacer tuya. Todos tienen que ver con una forma de vivir bien y de envejecer con estilo.

Disfruta agregando algunos de tu lista. Como la gran comediante Lucille Ball dijo: "el secreto para mantenerse joven es vivir honestamente, comer despacio y mentir sobre tu edad".

1. Bebe la mitad de tu peso en onzas de agua cada día. Por ejemplo, si pesas 150 libras, debes beber 75 onzas de agua por día. Divide 8 onzas por vaso y tienes 9 vasos de agua al día.

2. Pon una gota de aceite esencial de limón de Young Living™ en cada vaso de agua para purificarlo. A menos que tu agua sea filtrada, puede tener una alta concentración de impurezas.

3. Trata de no usar microondas, pero si debes usarlo, no calientes la comida en contenedores plásticos.

4. Utiliza un edulcorante natural, de baja glucemia como néctar de agave azul orgánico, jarabe de arce grado B, fruc-

tosa o stevia. No utilices los edulcorantes que vienen en paquetes rosas, amarillos, azules, marrón o blancos.

5. Mantén la alcalinidad del cuerpo: comprueba tu pH al menos una vez al mes. Come limones, verduras, ajo, vegetales amarillos y verdes, frijoles y nueces enteras. Evita el uso excesivo de antibióticos. Utiliza aceites esenciales, que contienen propiedades antibacterianas y antifungicidas. El clavo de olor y el tomillo matan 15 diferentes cepas de hongos. Utiliza minerales alcalinos que reducen el estrés. Agrega bacterias beneficiosas a tu dieta a través de suplementos de probióticos y yogurt.

6. No utilices productos para la piel o el cabello que contengan conservantes llamados parabenos.

7. No utilices desodorantes que contienen aluminio.

8. Realiza una limpieza de colon regularmente para librar tu cuerpo de toda la suciedad interna. Lo puedes hacer en casa o en un centro de hidroterapia de colon. Algunos aceites esenciales y enemas de café son eficaces para esto.

9. Come huevos y carne orgánica, libre de hormonas y pescados frescos.

10. No dejes de desayunar. Come o bebe proteínas por la mañana. Come carbohidratos para el almuerzo. Come frutas, verduras y una pequeña cantidad de proteína para la comida.

11. No comas después de las 7:00 PM. Si tienes que hacerlo

después de esa hora, evita almidones y frutas azucaradas.

12. Mueve tu cuerpo cada día. Camina, entrena, baila, corre, monta bicicleta o nada. Alcanza el ritmo cardiaco que necesitas acelerar y manténlo así durante al menos 20 minutos. Ejercita con pesas de 5 a10 libras para mantener tono muscular.

13. Masajea tu cara diariamente. Para ayudar a eliminar las toxinas en tu cuerpo, reduce la tensión y estimula el crecimiento celular sano, programa masajes terapéuticos al menos una vez al mes, más aún si tienes una condición crónica.

14. Toma suplementos diarios: Juice Plus™ (en cápsulas de frutas, verduras y bayas), Vitaminas C, E, D y Omega. Otros suplementos apuntan a condiciones crónicas específicas.

15. Trata de dormir de siete a ocho horas cada noche. Personalmente necesito tan solo cinco horas de sueño para sentirme descansada, pero me levanto y paso tiempo meditando antes de comenzar mi día. Para ayudarte a dormir, usa lavanda o el aceite esencial Peace and Calming ™ de Young Living en la parte inferior de tus pies, bajo la nariz y en tu almohada. Mézclalo con agua y rocía tu habitación. Bebe té de manzanilla una hora antes de acostarse.

16. Visita un acupunturista cada tres meses para ayudar en tu bienestar general. Ve más a menudo si sufres de una condición física que se trata con acupuntura.

17. Revisa tus hormonas anualmente y, si es necesario el re-

emplazo hormonal, busca la alternativa natural.

18. Utiliza pasta dental sin flúor.

19. Pasa tiempo con personas positivas.

20. Medita y ora.

21. Ríe por lo menos dos veces al día. Si puedes generar una risa profunda, es incluso mejor.

22. Vive en gratitud. Ayuda al prójimo. ¡Y diviértete tan a menudo como puedas!

RECETA PARA CREAR TU VIDA MÁS FELIZ

Una de las frases más famosas que se han escrito nació a partir de la Declaración de la Independencia de Estados Unidos: "Vida, libertad y búsqueda de la felicidad".

No importa de qué origen socio-económico uno venga, dónde se ha nacido o las metas que pretendamos alcanzar en la vida, todos estamos persiguiendo la felicidad.

Eso sí, "felicidad" es una emoción muy personal. Si se le pide a un centenar de personas definir felicidad, tendremos un centenar de definiciones distintas.

Sin embargo, todos estamos tratando de vivir nuestra vida de la manera más feliz. Aparentemente, lograr la felicidad parece ser una tarea sencilla, pero en realidad se trata de un proceso muy complejo que requiere el compromiso, el trabajo duro y la perseverancia.

Entonces ¿por qué nos estresamos tanto buscando la felicidad si depende tanto de elementos externos a nosotros? Porque la recompensa es tan dulce como comer un gran trozo de pastel de chocolate con una bola de un cremoso helado de vainilla (orgánico, por supuesto).

No voy a aburrirte con una descripción detallada y científica de lo que es sentirse feliz. Pero te prometo que sentirás tus niveles de endorfina más altos cuando lo estés al sentir que todo el trabajo que tomó llegar a ese punto valió la pena.

Tal vez un mentiroso diría que la gente puede lograr la felicidad sin un trabajo duro, quizás sólo alterando las mentes con sustancias como drogas o el alcohol. El problema con esa teoría es que este tipo de felicidad es sólo temporal y de corta duración.

Tu vida más feliz significa tener paz interior, por lo que cualquier sensación de euforia que no fomente la paz interior no se trata de verdadera felicidad.

Después "xx" años de vida (sí, soy lo suficientemente vieja como para evitar dejar mi edad aquí por escrito) y treinta años de estudiar la mente humana, creo que finalmente he llegado con la receta perfecta para crear tu vida más feliz.

Gran parte del mérito de esta receta es que puedo compartirla contigo y tú debes hacer lo mismo. Me estoy manteniendo fiel a mi herencia latina, así es que no pongo cantidades exactas de los ingredientes porque en realidad necesitas poner "un poquito de esto", "otro poco de aquello" y "sazonar a gusto".

Ingredientes:

- Vivir con propósito
- Recuerda que la actitud es todo
- Tener gratitud
- Pasar tiempo con personas positivas
- Practicar una vida sana
- Devolver favores y ayudar al prójimo.
- Demostrar paciencia
- Darse tiempo para cuidarse uno mismo

- Crear estabilidad financiera
- Fomentar relaciones respetuosas
- Ser espiritual (no necesariamente religioso)
- Descansar lo suficiente
- Hacer las cosas que disfrutas — a menudo
- Perdonar rápidamente
- Establecer límites adecuados
- Buscar el equilibrio

Instrucciones:

En la mañana, tan pronto como te despiertas, toma tiempo para revisar conscientemente la lista de ingredientes enumerados anteriormente. Ten mucho cuidado en asegurarte de tener una mesa limpia y los utensilios para comenzar a prepararlos (abre tu mente a las posibilidades y enfócate en tus fortalezas). Limpia las sobras de los utensilios (olvídate de tu pasado). Pesa los ingredientes y sepáralos.

Prepárate para mezclarlos (se consciente de lo que necesitas hacer). Si no tienes todos los ingredientes, averigua cómo reemplazarlos (encuentra la forma de superar tus debilidades). Si necesitas ayuda, consulta a un experto (no tengas miedo de buscar asesoramiento u orientación).

Mezcla lentamente una cantidad ilimitada de los ingredientes, ajústalos a tu gusto (la felicidad está en el ojo del espectador, así es que deja que la paz interior te guíe). Licúa a velocidad moderada hasta que no se puede ver cualquier separación (todo se junta sin inconvenientes). Rocía con perdón y espolvorea con algunos toques más de paciencia.

Estás listo para servir. Si lo hiciste bien, tendrás una consistencia suave y cremosa. El sabor será exquisito y dulce.

Esta receta es suficiente para alimentar tu alma y darle paz interior (incluso tendrás algunas sobras para guardar para tiempos difíciles). Si no resulta de la manera que te gusta (si no vives tu vida más feliz), no te rindas, empieza de nuevo. Esta vez, espolvorea más "devolver favores", "perdón" y duplica la cantidad de "equilibrio" y "diversión" (en mi experiencia estos son generalmente los ingredientes que faltan).

Para obtener mejores resultados, deja marinar. Ahora, sigue adelante y ¡a saborear tu creación!

CÓMO LIDIAR CON EL DOLOR CRÓNICO SIN USAR DROGAS

Soy una experta en dolor crónico — no sólo porque en mi práctica trato a pacientes que lo padecen, sino porque el dolor insoportable me molestó durante años, hasta que fui capaz de controlarlo y vencerlo usando una combinación de tratamientos holísticos.

Hubo un tiempo, lamentablemente no hace mucho, en que tuve que esforzarme por salir de la cama y caminar con un andador. Una sobreviviente de treinta y cinco operaciones derivadas de la poliomielitis en la infancia, se desplomó a las profundidades de un infierno lleno de dolor a raíz de una simple caída de un ascensor que le rompió el menisco de una rodilla. Por supuesto, el menisco fue sólo la gota que rebasó el vaso después de dos reemplazos de cadera en cuatro años.

Después de dos años de tomar analgésicos y de depender de otros para ayudarme a conseguir y realizar las tareas más simples, realmente mi vida estaba reducida a esperar que un médico encontrara el tumor canceroso que yo estaba segura que estaba creciendo en mi cuerpo — al menos tendría una respuesta y quizás, un camino hacia la recuperación.

Afortunadamente no tenía cáncer. Esa visita a un especialista cambió mi vida. Me condujo a mi primer contacto con la acupuntura y al resto del mundo de los tratamientos no convencionales.

Si eres como yo en esos momentos, estás buscando alternativas para tratar el dolor crónico. Estás buscando métodos que no impliquen medicamentos porque pueden ser adictivos y una carga aún más pesada en tu vida.

Aquí está mi consejo, producto de mi propia experiencia y de la de mis pacientes en el Centro Holístico Internacional.

He delineado varias técnicas alternativas que te ayudarán a manejar no sólo el dolor crónico, sino también a mejorar tu calidad de vida.

Sigue estos consejos, que son saludables para el cuerpo y, mejor aún, totalmente gratuitos. Estas técnicas son útiles a la hora de controlar las migrañas, dolores musculares y artríticos, dolores internos del cuerpo y dolor en general.

1. No te rindas ante el dolor. No importa cuán severo sea, no dejes que te controle. Todo es cuestión de poner tu mente sobre la materia. Tu fuerza interior está ahí, siéntela. Pronto te darás cuenta de lo poderosa que es.

2. Respira y visualiza. Imagínate en un lugar como el mar, paseando por la montaña, o sentado en un sillón junto a la chimenea en medio de una tormenta eléctrica. Toma respiraciones profundas, a través de la nariz y a través de tu boca. Utiliza todos sus sentidos para ponerlos allí. Trata de disfrutar de los sonidos y los olores de ese entorno. Haz esto en cualquier momento, si el dolor empeora o cuando te sientas que necesitas unas mini-vacaciones. Pronto podrá ser tan real, que sentirás la brisa del mar y el olor del agua salada.

3. Haz expresiones con tu rostro cara y suelta la mandíbu-

la. Estira tus músculos faciales abriendo tu boca tan amplia como puedas. Sosténla así durante un minuto o dos. El sentimiento será un poco incómodo. Cuando sientas que los músculos en tu mandíbula y cabeza tiran y zumban, se relajan. Esto al principio puede ser un poco doloroso y te agua los ojos, pero con el tiempo ayuda tremendamente con el dolor.

4. Usa tus manos. Se tu propio terapeuta de masaje. Aplica presión a los puntos de dolor. Usa tu segundo y tercer dedo para frotar suavemente con un movimiento circular. Esto también es útil cuando se aplica sobre órganos que duelen. Masajes en los puntos de dolor de la clavícula, la parte posterior de la cabeza o dondequiera que puedas alcanzar. A veces es más efectivo utilizar el pulgar que logra una profunda penetración en áreas como la clavícula. Presiona suavemente los puntos de dolor hasta que sientas que tus ojos se llenan de lágrimas. Luego, sigue adelante y libera la presión. Haz esto varias veces en cada área con dolor.

5. Afloja los músculos con una ducha de agua caliente. Entra a un baño de vapor con el agua tan caliente como puedes soportarla. Pon el área que te duele bajo el agua caliente durante unos quince minutos. Mantén el vapor en la habitación, cerrando todas las ventanas y puertas. También puedes utilizar algunas de las otras técnicas, como la respiración y método de activación a través de masaje mientras estás en la ducha.

6. Pasa tiempo con tus seres queridos y quienes tengan una actitud positiva en la vida. Es importante rodearse con gente que exuda energía positiva, principalmente porque este tipo de actitud optimista le ayudará a tu mente y a tu cuerpo a lograr esa sensación de bienestar ¿Y qué mejor que unirse con la familia más cercana? Ten conversaciones agradables, bromea, juega a las cartas o tan sólo siéntate y disfruta de la compañía en silencio. La sola presencia de ellos te ayudará a curarte.

7. Ejercicio. Por extraño que pueda parecer, el ejercicio es la mejor liberación de tensión posible. Si reduces la tensión, reduces el dolor.

8. Cierra tus ojos y disfruta de tu propio mundo. Esto es probablemente la técnica más agradable porque te pones a dormir o meditar. Acuéstate, cierra los ojos y concéntrate en el área que te causa dolor. Imagina un balón que gira alrededor del área. Trae una esfera de luz de curación alrededor de tu cuerpo. También, use la técnica de respiración para ayudarte a relajar y soltar la tensión.

9. Alimenta a tu ser interior. Participa en las actividades que te hacen feliz: caminar por el bosque, llevar un diario de vida, jugar tenis, nadar en el mar, leer un libro sentada a orilla de un río, etc. Estas pequeñas cosas son las que nutren el alma.

10. Expresa tu dolor en forma verbal. Una excelente manera de tratar con el dolor es hablar con alguien con que se tie-

ne empatía. Es muy poco saludable guardarnos eso que nos molesta. Dile a alguien comprensivo y compasivo sobre lo mal que te sientes. Sácalo, sácalo, sácalo.

Si no quieres expresarlo con palabras y en voz alta, entonces escríbelo. Consigue una pluma y papel y escribe todo que te viene a la mente sin correcciones, tal como viene. Después de que te hayas expresando, cierra tus ojos y practica una técnica de respiración, medita, o escucha la música. Es importante darse el permiso de tener un "momento de compasión contigo mismo" cada cierto tiempo, pero asegúrate de que no te quedes ahí estancado. Pon el tiempo a correr y cuando suene la alarma, da por terminado ese momento.

11. Busca la ayuda de profesionales holísticos expertos en dolor. Ahora que has leído mi libro, entiendes mejor de medios holísticos y, espero que estés más abierto a intentar nuevas terapias como acupuntura, hipnosis, Ondamed®, o el tipo de orientación alimenticia que te ayude a disminuir la inflamación. Literalmente hay cientos de terapias que tratan el dolor eficazmente y son alternativas a la medicación o la cirugía.

OPCIÓN HOLÍSTICA PARA TRATAR LA DEPRESIÓN EN LA MUJER

Quise escribir sobre esto porque muchas de mis clientes vienen al IHC con síntomas de depresión y me dicen, "doctora King, creo que necesito medicina. Estoy deprimida".

Peor aún, son muchas las que vienen con sus medicinas ya en la mano, diciéndome que los médicos las pusieron bajo antidepresivos porque ellas dijeron la palabra mágica: "depresión".

Muchas de mis clientes me cuentan que empezaron a tomar antidepresivos después de reunirse apenas cinco o diez minutos con un nuevo doctor. La mayoría de las veces, el médico ni siquiera pregunta qué está ocurriendo en la vida del paciente. El médico sólo saca un recetario, escribe una prescripción y envía al paciente a su casa.

En un caso específico que recuerdo, si el doctor le hubiera preguntado a mi cliente, ella le habría dicho que acababa de perder a su hermano en un grave accidente de tráfico, también había perdido a su perro tres semanas antes y su mejor amigo se había suicidado hacía un año. En ese momento, ella también esperaba los resultados de una biopsia de hígado. No me extraña que experimentara síntomas de depresión como llanto en exceso, tristeza y pérdida del apetito.

Me gustaría pensar que ése fue un caso aislado. No digo que el doctor estuvo equivocado al ponerla bajo un antidepresivo (no quiero cuestionar las decisiones previas de nadie). Pero había tantas otras opciones de tratamiento que pudieron haber sido consideradas antes de saltar a la medicina.

Lamentablemente en la medicina occidental, la medicación parece ser la piedra angular de nuestros tratamientos. Esto me importa enormemente y debería importarte también. Si eres una de esas personas que pone toda su confianza en la medicina- como una cliente que decía: "no creo en hacer cosas naturalmente", ella creía exclusivamente en la medicación- por favor, toma un momento y escucha lo que digo: ¡la medicación no es la única respuesta!!!

Todos sabemos que las medicinas pueden solucionar un problema pero crear otros diez. Si no me crees, termina de leer la larga lista de posibles efectos secundarios que aparecen en el costado de cada medicamento recetado. Ahora dime que esto no te preocupa. Más aún, presta especial atención a los anuncios de medicamentos recetados que aparecen por televisión y ve cómo al final de estos comerciales mencionan los posibles efectos secundarios.

No me mal interpreten. Creo que el hecho de prescribir un medicamento a veces es apropiado, siempre y cuando no sea la primera reacción ante una condición, especialmente como la depresión.

Antes de comenzar con un antidepresivo, por favor, ¡lee esto!

Me encanta poner una "w" antes de la palabra "holístico" porque hace el concepto más fácil de entender. (W)holístico, usando la

W de la palabra "whole", que en inglés significa completo, da la idea del enfoque total, en su conjunto. En el contexto de la salud, se refiere a la fusión de métodos convencionales y no convencionales en la evaluación y tratamiento de la persona en su totalidad.

En mi experiencia, un enfoque "(w) holístico" — incluyendo la psiquiatría tradicional, limitada de farmacología en algunos casos y otras opciones — ofrece mejores formas de resolver los síntomas y la recuperación a largo plazo que cualquier otro esfuerzo individual. Esto ocurre porque se aborda el problema desde la base y no sólo los síntomas. Un médico integral o consejero (w) holístico evaluará en forma completa la historia y condición física del paciente, y coordinará su atención para satisfacer sus necesidades individuales.

Si determinas que necesitas un antidepresivo, el objetivo debe ser que puedas dejar de tomarlo lo más pronto posible. Aquí tienes algunas opciones para tomar en cuenta antes de que consideres la posibilidad de acceder a un antidepresivo como primera alternativa:

- Asesoramiento y terapia de conversación / EMDR / Terapia cognitiva.
- Hipnoterapia.
- Ondamed® u otro tratamiento de campo electromagnético (PEMF).
- Biorretroalimentación.
- Tratamientos físicos como masaje terapéutico, sana-

ción a través de imposición de manos, terapia cráneo-sacral (CCT) y acupuntura.
- Hierbas medicinales orientales.
- Asesoría nutricional y suplementos tales como frutas y verduras en cápsulas, vitaminas, minerales y ácidos grasos omega-3.
- Aromaterapia.
- Meditación.
- Yoga.

Trata tu depresión naturalmente

Espero que después de leer este artículo, tratar tu depresión naturalmente tenga perfecto sentido para ti. Después de todo, los medicamentos siempre estarán ahí en caso de que los requieras.

Ahora, esto no significa que tienes que hacer todo sola. Si decides seguir este camino holístico, tendrás una amplia gama de expertos en atención médica integral para apoyarte. Comienza con un psicoterapeuta holístico que te guíe en el proceso.

Quizás te puede consolar saber que la depresión nos ofrece una oportunidad para examinar y cambiar nuestras vidas. Piensa en cómo tus circunstancias pueden estar afectando la manera en que te ves. Asegúrate de analizar lo que comes y cuándo comes — esto puede tener un gran impacto en tu estado de ánimo. Presta mucha atención a tus patrones de sueño, tu entorno, la manera en que pasas el tiempo y con quién lo pasas. Y no tengas miedo de probar algo nuevo.

Explora tu espiritualidad. ¿Cómo entiendes el mundo? Acércate a un grupo de apoyo que se concentre en alcanzar metas. Escucha música. Dedica tiempo a escuchar un mensaje motivacional cada día. Consiéntete. Toma tiempo averiguar que es realmente bueno para nosotros. Y no tengas miedo de pedir una mano amiga que te apoye.

Puede que hoy te cueste creerlo, pero los sentimientos de depresión son pasajeros- el tiempo puede ser el mejor aliado para curarnos. Y puedes descansar sabiendo que hay muchos métodos naturales que te ayudarán con tu estado anímico y perspectivas a lo largo del camino.

Con un poco de reflexión profunda, una guía que te apoye y esperanza, puedes sentirse bien nuevamente — en cuerpo, mente y espíritu. El mensaje más importante es éste: no te rindas.

EL ABC DEL EMDR

¿Alguna vez has escuchado de EMDR? Si no lo has hecho y tú o algún ser querido sufre de síntomas de trastorno de estrés postraumático (PTSD), ansiedad, depresión, ataques de pánico o dolor crónico, necesitas saber si puedes beneficiarte de este tratamiento.

Las investigaciones han demostrado que el EMDR es eficaz contra esos problemas. Como una terapeuta que utiliza EMDR casi a diario en mi práctica, puedo decirles que he visto resultados increíbles.

Para aquellos lectores que se muestran escépticos porque han intentado todo tipo de terapias y poco o nada ha funcionado, pregúntense: "¿Qué tengo que perder?" El EMDR puede cambiar tu vida o la vida de un ser querido.

¿Qué es el EMDR y quienes lo desarrollaron?

EMDR significa Desensibilización y Reprocesamiento por los Movimientos Oculares (Eye Movement Desensitization and Reprocessing). Fue desarrollado en 1987 por una psicóloga, la doctora Francine Shapiro. En 1989, la Dra. Shapiro publicó esperanzadores resultados sobre el uso de la terapia de EMDR en el trastorno de estrés postraumático en el Diario de Estrés Postraumático y su trabajo obtuvo un gran reconocimiento.

Por más de veinte años, los profesionales han estado aplicando esta técnica y obteniendo increíbles resultados. Hoy, la terapia EMDR es ampliamente utilizada y aceptada en todo el mundo para el tratamiento de traumas y de muchas otras condiciones.

¿Cómo y por qué funciona EMDR?

Honestamente, los investigadores aún no tienen el tiempo de explicar cómo y por qué funciona el EMDR. Hasta cierto punto, todavía es un misterio. Pero independientemente de su complejidad, los resultados finales han comprobado que funciona. Como terapeuta capacitada en EMDR y que lo usa constantemente, estoy de acuerdo en que el EMDR es muy efectivo, especialmente cuando se combina con otros tratamientos que abordan los problemas a un nivel básico.

Durante el EMDR, el paciente se concentra en una imagen o evento perturbador. Mientras tanto, el terapeuta estimula movimientos bilaterales del ojo (de izquierda a derecha) lo cual permite que el cerebro vuelva a procesar y neutralice la emoción relacionada a la imagen o evento. Por lo general se necesita entre tres y ocho sesiones de EMDR para lograr resultados.

¿Qué sucede cuando experimentamos un hecho traumático?

Cuando se produce un evento traumático, el cerebro entra en una batalla para protegernos. Si la experiencia ha sido demasiado intensa o abrumadora, o si la persona ha sido traumatizada en repetidas ocasiones, su cerebro puede entrar en un proceso que lo lleva a "congelar" la experiencia, porque no puede procesarla y superarla.

Los niños pequeños son especialmente sensibles a situaciones extremas. Simplemente porque no tienen la capacidad neurobiológica (de lucha o escape) o las habilidades de enfrentamiento para neutralizar una situación que amenaza la vida real o la percepción de ésta.

Un adulto también puede entrar en un proceso de congelación al experimentar una situación traumática, como un accidente, un asalto amenazado con una arma o una violación. Otros eventos que aparentemente no deberían ser tan traumáticos — como alguien que le tiene miedo a las serpientes y se encuentra una en el patio, o un niño que está siendo intimidado en la escuela — también pueden enviar al cerebro a un estado de congelación.

El resultado es devastador porque ese momento se congela en el tiempo, hasta el punto que recordar la situación puede traer de vuelta los olores, sonidos, imágenes y sentimientos como si estuviese pasando por primera vez.

Según el EMDRIA, el organismo que certifica a los terapeutas en EMDR, esta técnica parece tener un efecto directo sobre la forma en la que el cerebro procesa la información. Tras las terapias de EMDR, la persona se da cuenta de que él o ella ya no revive la experiencia traumática. Ni tampoco la persona sigue guardando las intensas emociones relacionadas al hecho.

¿Qué tipo de problemas puede tratar el EMDR?

Estudios han demostrado que el EMDR es un método muy eficaz de psicoterapia para el tratamiento del PTSD. El EMDR al parecer también ha tenido éxito en el tratamiento de otras enfermedades como trastornos de dolor, ataques de pánico, duelos, trastornos disociativos, depresión, recuerdos perturbadores, fobias, adicciones, ansiedad por el rendimiento, estrés, abuso sexual o físico y dismórfico corporal y trastornos de la alimentación.

No tengo datos empíricos para demostrar esto, pero creo que el EMDR funciona para muchas de esas condiciones porque si vas quitando una a una las capas de la cebolla, encontrarás que toda condición fue desencadenada por un hecho traumático.

Por ejemplo, si alguien sufre de ataques de pánico, yo desarrollaría una línea de tiempo con los acontecimientos que le ocurrieron para tratar de determinar si la persona está traumatizada y aún está en su fase de congelamiento. A menudo hay muchísimos traumas no resueltos o no reconocidos. El descubrimiento del trauma original crea un guión perfecto para comenzar la terapia EMDR.

¿Cómo sé si el EMDR es correcto para mí?

El EMDR no es mágico y seguramente no funciona para todos. Hasta ahora, es un tratamiento neurosicológico que ha ayudado a muchas personas, entonces mi recomendación es que al menos lo pruebes.

Un terapeuta entrenado en EMDR llevará a cabo una evaluación exhaustiva y considerará una serie de factores a la hora de decidir si el tratamiento es el adecuado para ti. Asegúrate de informarte antes de comenzar el tratamiento para que conozcas las ventajas y desventajas. Un buen terapeuta dará la bienvenida a tus preguntas y te ayudará a decidir si debes continuar con este protocolo de terapia.

No tengas miedo de probarlo si tu terapeuta lo recomienda. Los terapeutas que están certificados para utilizar el EMDR pasan una rigurosa formación antes de que se les permita incorporarlo a sus prácticas.

¿Cómo encuentro un terapeuta certificado en EMDR?

La mayoría de los terapeutas que están entrenados en EMDR enumera su formación como parte de sus credenciales en sus tarjetas de negocios, sus páginas en internet y el material promocional.

Ve a www.EMDRIA.org y puedes localizar a un terapeuta EMDR en tu área.

Solicita una recomendación a tus amigos y familiares. Las terapias EMDR se ha vuelto bastante populares desde la década pasada, puesto que muchas personas han experimentado cuán efectiva es y probablemente saben de un terapeuta certificado.

Finalmente, pregunta a tu terapeuta si él o ella está entrenado en EMDR. A veces nos olvidamos de informarle a nuestros clientes o pacientes de todas las cosas que estamos capacitados para hacer. Esto le pasó a uno de mis colegas.

LADRA COMO PERRO O GRAZNA COMO PATO: REALIDADES Y MITOS SOBRE LA HIPNOSIS

Decidí escribir esto porque me di cuenta que todavía hay muchos conceptos erróneos acerca de lo que la hipnosis es y no es.

Hace unos días, en mi consulta en el IHC, un nuevo cliente me hizo la típica pregunta: "Si usted me hipnotiza, ¿me hará ladrar como un perro o graznar como un pato?" Los clientes siempre se ríen nerviosamente después que lanzan la pregunta, como si quisieran decir: "realmente no creo en hipnosis."

Bueno, no te sientas avergonzado si eres una de esas personas que han hecho la misma pregunta (incluso si te la has hecho sólo ti mismo). Confieso que yo también me la hacía antes de descubrir que necesitaba aprender sobre hipnosis (vuelve a la página 1 para conocer mi peregrinaje a través del dolor crónico y cómo la hipnoterapia me ayudó a pararme nuevamente en mis dos pies).

No quiero excusarme ante ustedes que han tenido dudas sobre la hipnosis, pero nuestra percepción podría estar basada en los "hipnotizados" que vemos sobre el escenario en un espectáculo, por ejemplo. El trabajo de ellos es hacernos reír con las absurdas órdenes que le dan a los participantes "dispuestos a hacer el ridículo". Todo en nombre de la diversión. Por supuesto, la mayoría de nosotros saldría del lugar pensando: "Es imposible que esto sea real".

Si has leído algo sobre los múltiples usos de la hipnoterapia, es-

—

tás adelantada y probablemente todo esto te suena raro. Desafortunadamente para la mayoría de nosotros, sólo aprendemos la eficacia de la hipnosis cuando ya hemos intentado todo lo demás y la hipnosis se convierte en nuestro último recurso y esperanza para obtener alivio a lo que nos aqueja.

El bombardeo de titulares sobre celebridades que mueren por sobredosis, recientemente ha generado mucho más interés en encontrar maneras creativas para evitar la medicina y aliviar los problemas asociados a este estilo de vida. Una de esas formas es la hipnosis. Revistas médicas y programas de televisión como "Good Morning America" y "Prime Time Live" han puesto de relieve la hipnosis como una opción viable para aliviar los síntomas de condiciones psicológicas y fisiológicas.

Ya que cada vez más personas se están educando sobre la hipnosis, preveo que pronto los médicos "tradicionales" se verán obligados a incorporarla en sus prácticas clínicas.

¿Cuáles son los mitos y cuáles las realidades acerca de la hipnosis?

Sé que hay un montón de ideas erróneas sobre la hipnosis que no están en esta lista. Pero te puedo aclarar algunas de las más comunes. Luego, quizá algunos de ustedes, los escépticos, estarán dispuestos a averiguar si la hipnosis es adecuada para ustedes. Espero que esto les ayude.

ERROR: La hipnosis es una farsa.

REALIDAD: Muchos profesionales de la salud están utilizando la hipnosis como parte de su protocolo de tratamiento y ven los grandes resultados en sus pacientes. Sencillamente, la hipnosis utiliza el poder de la mente para superar las barreras y lograr cambios positivos.

ERROR: Para que la hipnosis trabaje, hay que ser crédulo.

REALIDAD: Los estudios han demostrado que la mayoría de las personas puede beneficiarse de la hipnosis. Elegir a alguien que responda a la sugestión significa que entiendes el concepto de cómo funciona la hipnosis y estás dispuesto a dejar que tu cuerpo y tu mente hagan lo que es natural. En mi práctica, no he encontrado un IQ distinto en la habilidad de los clientes para ser hipnotizados.

ERROR: La persona que va a ser hipnotizada está bajo el control del hipnotista y puede ser obligado a hacer o decir lo que él quiera.

REALIDAD: No importa cuán profundamente hipnotizado estás, permaneces en control total. No puedes hacer nada que no deseas hacer. Les aseguro que nadie puede hacerles ladrar como un perro o graznar como un pato a menos que ustedes quieran hacerlo.

ERROR: La hipnosis se hace a otra persona, no a uno mismo.

REALIDAD: La hipnosis es una habilidad que se puede aprender. Es una herramienta que se puede utilizar para ayudar a sentirse mejor. Mi propia experiencia con la autohipnosis aumentó los efectos de la acupuntura y el masaje, además me ayudó a aliviar el dolor crónico que prácticamente me había incapacitado durante dos años.

ERROR: La persona puede quedar atrapada en la hipnosis y nunca salir de ese estado.

REALIDAD: Es posible terminar la hipnosis cuando lo desees. Tal como no se puede permanecer dormido para siempre, tampoco se puede estar bajo hipnosis para siempre.

ERROR: Durante la hipnosis estás inconsciente o dormido.

REALIDAD: Durante la hipnosis no estás dormido o inconsciente. Simplemente estás en un estado de relajación profunda. A pesar de que muchos de mis clientes se duermen porque se sienten muy relajados, aún están conscientes de todo y están participando activamente en el proceso.

ERROR: Tienes que estar acostado en un lugar tranquilo para poder entrar en un trance hipnótico.

REALIDAD: Puedes entrar en un trance hipnótico sentado o acostado. Se trata de ir ajustando la mente y el cuerpo. Un hipnoterapeuta experimentado te puede enseñar cómo autohipnotizarte en cualquier lugar.

¿Para qué sirve la hipnosis?

Según la Clínica Mayo la hipnoterapia puede utilizarse para:

- Reducir o eliminar la ansiedad, fobias o depresión.
- Cambios negativos de comportamiento como fumar,

comer o adicciones.

- Reducir la presión sanguínea.
- Controlar el dolor de las lesiones o enfermedades crónicas, cirugía o parto.
- Reducir la intensidad o frecuencia de las migrañas.
- Ayudar a curar enfermedades de la piel, incluyendo las verrugas y la psoriasis.

Basado en mi propia experiencia, la hipnoterapia también puede utilizarse para:

- Perder peso.
- Mejorar la autoestima y alcanzar su máximo potencial.
- Mejorar el rendimiento atlético y de negocios.
- Aliviar el estrés.

¿Cómo puedo elegir un buen hipnoterapeuta?

La respuesta es simple: Investiga las acreditaciones del hipnoterapeuta, como su certificación. Pregunta por referencias, y, lo más importante, programa una cita para hacerle todas las preguntas que tengas. Lograr una buena compenetración con el profesional, sintiendo que ella o él te entienden y comprendes todo el proceso es crucial para que te des el permiso de relajarte lo suficiente y ser dirigido en la hipnosis.

Según donde vivas, investigar la forma de certificación de los hipnoterapeutas profesionales puede ser otra alternativa para encontrar el adecuado. Asegúrate que la licencia de la persona que investigas está vigente y que no hubo ninguna medida disciplinaria seria en su contra.

Debido a que en Florida, donde vivo y trabajo, no requiere licencias para ser hipnoterapistas, cualquiera puede colgar una placa con el título, así es que son necesarias otras formas de investigación para asegurarse de la seriedad profesional. Afortunadamente, muchos profesionales de la salud mental altamente calificados y con licencia también están certificados como hipnoterapeutas.

Y recuerda: la hipnosis funciona sólo si estás realmente dispuesto a generar el cambio. La hipnosis no es magia, pero ¡es efectiva!

TU LISTA DE SEGURIDAD

Aquí tienes algunas preguntas que puedes tener a mano para hacerle a un profesional holístico que tengas en mente:

1. ¿Cómo define su práctica?

2. ¿Después de escuchar mis síntomas y problemas, qué opción de tratamiento u opciones me recomendaría?

3. ¿En qué está basada su recomendación?

4. ¿Ha tratado a otras personas con mi condición? De ser así, ¿qué resultados tuvo?

5. ¿Hay algún tipo de tratamiento convencional o alternativo qué usted no le recomendaría a nadie? ¿Por qué?

6. ¿Estaría dispuesto a trabajar para mejorar mi salud como parte de un equipo junto a otros expertos?

7. (Si el profesional ha recibido comentarios negativos de sus pacientes). ¿Qué dice sobre estos comentarios?

8. (Si el profesional ha recibido medidas disciplinarias.) ¿Puede explicar estas medidas disciplinarias?

9. ¿Cuáles son sus referencias y credenciales?

10. ¿Cree que la dieta y la nutrición son aspectos importantes en los tratamientos holísticos?

11. ¿Qué tipo de exámenes y pruebas usa?

12. ¿Quién me atendería si usted no está disponible? ¿Trabaja en sociedad con alguien que tenga el mismo tipo de tratamiento?

13. ¿Garantiza usted buenos resultados? (Si la respuesta es sí, ve hacia la salida más cercana. Ni los doctores alopáticos ni los profesionales holísticos deberían ofrecer garantías porque eres un ser humano, no una máquina con partes estándares).

TU INFORMACIÓN

Siéntete libre para copiar este formulario y completarlo antes de ir a ver un médico. Hacerlo te ahorrará mucho tiempo antes de la cita. Utiliza varias copias si es necesario.

I. INFORMACIÓN DEL SEGURO (si procede):

La mayoría de los profesionales necesita una copia de tu tarjeta de seguro (ambos lados de la tarjeta) y la licencia de conductor. Por favor, llévalas contigo.

Nombre de la compañía de seguro: ....

Número de identificación de seguro: ....

Número de grupo: ....

II. HISTORIAL DE SALUD:

Tratamientos psiquiátricos/de abuso de sustancia/ (incluya la razón para el tratamiento y fechas). Sea específico.

III. HISTORIAL MÉDICO

(incluyendo cirugías, lesiones, alergias, enfermedades crónicas y enfermedades transmisibles):

Nombre del médico de atención primaria:

Dirección:

Ciudad:

Teléfono:

Estado: *Código de área:*

IV. MEDICAMENTOS:

Enumérelos todos, incluyendo dosis.

Especialista que la recetó: ....

Condición específica: ....

Fecha y duración: ....

V. POR FAVOR, ENUMERE LA LISTA DE HIERBAS, VITAMINAS Y SUPLEMENTOS NUTRICIONALES QUE ESTÁ TOMANDO:

....

....

....

....

....

VI. POR FAVOR, ENUMERE ALERGIAS O SENSIBILIDAD A CIERTOS MEDICAMENTOS QUE USTED TIENE:

....

....

....

....

....

Notas Personales

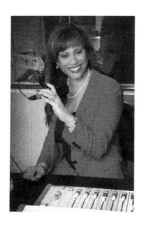

BIOGRAFÍA DE LA AUTORA DRA. ELIZABETH KING

La doctora Elizabeth King es la fundadora y directora general del Centro Holístico Internacional (IHC) en Fort Lauderdale, Florida. Ella es una experta en bienestar, psicoterapeuta, experta en liderazgo en desarrollo corporativo, motivadora, locutora y escritora reconocida a nivel internacional. La doctora King también se desempeña como profesora adjunta en la Universidad Nova Southeastern de Florida. Es considerada por sus pares como una líder y una visionaria.

La doctora Elizabeth King perteneció casi por veinte años al sistema de educación de escuelas públicas del condado Broward, Florida, pasando de maestra a supervisora de treinta programas y abogando a nivel nacional en favor de los niños.

Fundó el IHC con el objetivo de crear un centro donde los profesionales convencionales y no convencionales trabajen juntos para tratar de curar al ser humano en forma integral.

Lo que empezó como un sueño ahora es el primer centro holístico en su tipo, el cual atrae a personas de todo el mundo. Con su increíble capacidad de liderazgo, la doctora King ha reunido a un poderoso y dedicado -y en crecimiento- equipo de profesionales que han contribuido al IHC, posicionándolo al nivel más alto de la industria del bienestar y la salud. Los ingresos de IHC casi se han cuadruplicado en los últimos dos años y el centro se expandirá a un espacio casi el doble más amplio en el otoño del 2012.

Actualmente, la doctora King prepara lo que será el segundo año de su creación: la Conferencia Femenina Holística Internacional. Esta iniciativa global empodera e inspira a las mujeres a tomar el control sobre su vida. Su próximo objetivo es construir el primer "hospital" holístico en el país dentro de los próximos ocho a diez años.

Dirige su centro y paralelamente creó, produce y dirige la Hora de Salud Integral de la Dra. King (Dr. King's Health Fusion Hour), un programa de radio AM altamente reconocido. Este programa está destinado a educar, inspirar y empoderar a la audiencia a tomar control total sobre su salud y sus vidas. Entre la lista de destacados invitados que ha tenido se encuentran: el doctor Bernie Siegel, Mark Sanborn, la doctora Gladys McGarey, el doctor Robert DeMaria, el doctor Thomas Levy, Nina Hart, entre otros expertos y autores en el campo de salud holística.

Ha aparecido en numerosos medios de comunicación. También fue destacada entre las "100 personas más inspiradoras y motivadoras" en el exitoso libro de Nina Hart, Forever Young (Eternamente Joven).

Recientemente, fue seleccionada para recibir el prestigioso reconocimiento a las mujeres hispanas de Hispanic Women Of

Distinction Award 2012. También fue nominada para el National Association of Women Business Owners Bravo Diversity Award 2010.

La doctora King se conecta en forma inmediata y natural con el público no sólo gracias a su extensa experiencia clínica y su liderazgo, sino porque habla desde el corazón con una contagiosa pasión por ayudar a los demás. Su cautivadora historia personal, combinada con sus conocimientos, siempre dejan a la audiencia motivada, empoderada e inspirada a alcanzar su máximo potencial. La doctora King habla sobre temas que van desde el bienestar físico hasta el liderazgo, el aumento del poder interior, la creación de equipos, y el equilibrio entre el trabajo y la vida personal.

Ha realizado conferencias y discursos ante innumerables organizaciones, corporaciones, institutos y universidades, entre estos: American Express, el Consejo de Desarrollo de Negocios Para La Mujer de Florida, Universidad Ana Méndez, Heart Camp , Aspira, Hogar Crea-República Dominicana, Broward College, escuelas del Condado Pinellas, Centro Pace Para Niñas,Cámara de Comercio de Puerto Rico, Team Of Life, Red Hat Society-Salsera Fort Lauderdale, Asociación Nacional de Dueños de Negocios, South Florida Society For Trauma-Base Disorders y el Rotary Club.

La doctora King obtuvo su doctorado en liderazgo educativo en la Universidad Nova Southeastern y su maestría en trabajo social de la Universidad Internacional de Florida. Ha completado una amplia formación de postgrado en salud y bienestar, liderazgo y desarrollo de negocios.

Para recibir el boletín informativo de la Dra. King:

www.DrElizabethKing.com

www.IHChealthFusion.com

Para mantenerse conectado:

Correo electrónico: DrKing@IHCHealthFusion.com

Facebook: Dr. Elizabeth King

Twitter: DrElizabethKing

Twitter: IHC_Broward

TESTIMONIOS

Sobre la doctora Elizabeth King y el Centro Holístico Internacional:

"Nunca habíamos tenido la experiencia con tratamientos holísticos. Sin embargo, después de 14 cirugías y más de 4 años de hospitalizaciones de mi hija, quisimos intentar algo distinto. Los tratamientos médicos tradicionales la mantenían drogada al punto de estar en estado catatónico y en cierta ocasión, casi llegó a un coma. El trabajo que la doctora Elizabeth King y su equipo hicieron con mi hija le cambió la vida y nos sorprendió. Hoy, ella está mucho más saludable y feliz, como yo también lo estoy. Sin embargo, el trabajo más importante que los doctores hacen en el centro es el cariño que muestran por sus pacientes y extendieron ese nivel de preocupación por nosotros en el momento más difícil de nuestras vidas. Recomiendo absolutamente el centro holístico a cualquiera con la necesidad de mejorar su vida"

C.& M. G.

"Fui a ver a la doctora King cuando estaba que no podía más. Había tratado con otros tres terapeutas con los cuales no logré mejorarme. La llamé y a los 15 minutos habíamos programado una cita. Fue muy abierta a explicar el tiempo que tomaría y qué tipo de tratamientos deberíamos hacer para curar mi aguda ansiedad.

Resultó que los síntomas que tenía se debieron a la violencia en mi hogar que vi siendo una niña y supongo que era un desorden post-traumático. Nada tan descabellado como pensé que era. Estaba equivocada.

Después de un par de visitas con la doctora King me hizo la terapia EMDR y luego de ese primer período de sesiones, tenía una mayor sensación de ansiedad, lo cual, aparentemente, es normal. Después de unos días se redujo hasta que estuve completamente tranquila. Una vez que estuve en calma, estuve lista para procesar mejor las cosas.

Lo que más me impresionó es que la doctora King no cree unicamente en medicamentos, ella sugiere terapias y te da tu tarea. Siempre terminé mi tarea y mi terapia. Y por primera vez en toda mi vida, estoy en paz por más de un año. Gracias a Dios, ya no tengo pensamientos negativos provocándome el pánico que antes me consumía. Creo que ella logró incluso mucho más que eso, y es que un tema que antes consideraba tabú, hoy yo lo esté hablando con mis amigos. También les he sugerido a ellos que vean a la doctora King".

W.W.

"Desde que estoy visitando el IHC estoy más centrado. Tengo menos ansiedad, una mejor imagen de mí y una perspectiva positiva. El Centro ofrece un ambiente de paz tan pronto como pasas a través de la puerta. La doc-

*tora King es muy compasiva, sincera, una persona com-
prensiva que presta atención a todo lo que usted le dice.
Su terapia de relajación y la hipnosis son como darle un
masaje al cerebro".*

S.S.

*"La Dra. Elizabeth King ha sido una figura realmente
fundamental en mi vida, que ha servido como un faro
de energía positiva para mí y mi familia. Ella ha sido
una maestra, mentora y mi asesora durante todo mi
peregrinaje hacia la paz, la tranquilidad y la felicidad.
Aunque mi proceso ha sido un reto, ella ha estado a mi
lado ayudándome a encontrar las respuestas internas.
Su habilidad para relacionarse conmigo a través de su
propia experiencia de vida y desafíos realmente hace
que sea única en su especie. Quiero dar las gracias a la
doctora King por darme la fuerza y ayudarme a cambiar mi vida por una mejor".*

A.A.

AGRADECIMIENTOS

Esta es quizás la parte más difícil de escribir para mí porque tengo la bendición de tener una multitud de personas maravillosas en mi vida, a quienes quiero darle las gracias.

Algunos han estado envueltos directamente apoyándome en la difícil tarea de escribir este libro, intentando dirigir un centro, atendiendo pacientes, produciendo un programa de radio, desarrollando una marca de lápiz labial y presentando una conferencia. Otros han estado durante todo mi peregrinaje de vida y sé que sin ellos no habría "Dra. Elizabeth King" y sin duda este libro nunca hubiera sido escrito.

He llegado a la conclusión de que cuando no tienes las piernas para caminar, crecen alas para volar. Las personas nombradas aquí, junto con muchas otras, han sido mis alas.

Mi gratitud va para mi extraordinaria editora Noreen Marcus, por tener una personalidad "tipo A". Nunca había conocido a alguien como ella, tan detallista y perfeccionista, una experta en distintas tareas. Sin ella nunca habría logrado terminar este libro a tiempo para mi primera conferencia.

Ella cedió muchos fines de semana y noches para ayudar a cumplir con los plazos fijados, procesó mis pensamientos y me alentó cuando hacía falta. Su capacidad de entender mi visión y convertirla en palabras es la razón por la que este libro es una realidad. A través de este proceso, he llegado a considerarla una amiga.

Un especial agradecimiento a su esposo, Joe Modzelewski, editor jubilado, quien nos proporcionó un cúmulo de valiosa información y un montón de palabras de aliento en todo este largo proceso. Era tan dulce escuchar a Noreen decir, "Joe es tu mayor admirador. Si no los conociera bien, estaría celosa".

Quisiera darle las gracias a la doctora Gladys McGarey por escribir un prólogo tan profundo para este libro. Como una profesional totalmente alternativa, ella nos desafía a todos a responder preguntas difíciles sobre nuestro sistema de salud. Tener a "la madre de la medicina holística", una pionera en su propia ley y que sea parte de mi camino es un sueño para mí. ¡Quiero ser como ella cuando crezca!

Un agradecimiento muy especial al Dr. Bernie Siegel, Les Brown, Kandee G y la Dra. Sonjia por dejar todo para leer mi libro y darme sus opiniones. Todavía me pellizco cuando me doy cuenta que tengo los números celulares de personas de su calibre. Una vez más, Dios me ha bendecido con gente maravillosa en mi vida.

Mi infinita gratitud al Dr. David Padden por tomar mi caso cuando otros doctores me enviaron lejos, por sus mágicas manos de cirujano que me ayudaron a pararme una vez más y por no rendirse nunca conmigo.

Al Dr. John Coats, quien, en nuestra primera y única cita, logró cambiar completamente el curso de mi vida.

Y para el Dr. Scott Denny, el primer médico acupunturista que me trató y me ayudó a ponerme sobre mis pies nuevamente después de estar postrada durante dos años. También fue el primer médico en mostrarme el poder de la medicina integral. Sin sus conocimientos, dedicación y voluntad para ver más allá de lo obvio, yo no estaría hoy de pie o escribiendo este libro.

Muchas gracias a Candice y Yasser Heyaime por ceder desinteresadamente de su tiempo para ayudarme a cumplir mi misión en la vida. No hay suficiente dinero en el mundo que les compense por las generosas contribuciones de tiempo, talento y apoyo.

Un agradecimiento especial a Albis Peralta, artista, director creativo y diseñador gráfico de Azpira Creative. Su increíble talento queda de manifiesto en el diseño de mis logos y materiales de mercadeo.

Gracias a Rhonda Gutiérrez y Derek Kearney, extraordinarios fotógrafos, por tomar la imagen perfecta para la portada de mi libro. No sólo son grandes profesionales, sino también grandes seres humanos.

Muchas gracias a todos los profesionales del pasado y del presente del Centro Holístico Internacional. Ellos han hecho más fácil la tarea de escribir este libro sobre lo que una excelente atención de salud debe ser, porque ellos son verdaderos sanadores. Gracias también a mi dedicado y colaborador personal del centro, del pasado y el presente, ya que sin su voluntad para ponerse muchos sombreros, aprender un montón de cosas nuevas y cubrirme cuando me encerraba para poder escribir, este libro nunca hubiera nacido.

Gracias al Dr. David Webb, Doctor en Medicina Oriental de mi centro. El ha creído y ha apoyado mi visión desde el primer día. El me ha ayudado a desarrollar y perfeccionar mi Protocolo de Fusion™ de Salud y es el modelo de un gran doctor y sanador.

Un agradecimiento especial a mi amiga Yvonne Haase, psico-terapeuta de mi centro. Ella siempre está preparada para hacer frente con entusiasmo a cualquier nuevo proyecto que entra en mi cabeza y tomó mi lugar cuando estaba sobrepasada de activi-dades sin poder escribir este libro. Debido a su incansable apo-yo y a decir "sí" demasiadas veces, celebramos nuestra primera conferencia femenina holística internacional este año. Ella me ayudó a hacer otro sueño realidad.

Gracias a Ryan Haase, aka "da-man", otra personalidad "tipo A" que es un perfeccionista. Es el mejor experto en manejo de in-ternet de este planeta. Si yo puedo pensar algo, él puede hacerlo; o si no, no tiene miedo de ir más allá de su zona cómoda. Res-ponde los e-mails y entiende que cuando digo "¡esto es urgente!" significa que lo es. Tenerlo en mi equipo me permitió pasar más tiempo trabajando en mi libro.

Miss O'Connor, mi maestra de educación especial entre 2do y 5to grado, me enseñó que el corazón y la mente nunca son dis-capacitados. Por ella, pude vivir mi propia versión de mi película favorita, "La vida es bella". Su capacidad para pintar mi realidad con hermosos colores me dio la confianza para alcanzar las es-trellas. Incluso cuando ella me visitó en el hospital, poniéndome los aparatos ortopédicos en mis piernas y cargándome porque yo no podía caminar, siempre creyó que yo un día me llamaría "doctora" y escribiría libros.

Gracias en especial a mi increíble familia y amigos por todas las oraciones y la luz que enviaron a mi camino. Su amor, paciencia y apoyo incansable es una de las razones que me han hecho capaz de asumir y conquistar las dificultades de la vida. Ocuparía un libro completo sólo para poner la lista de todos de ellos y sus contribuciones a mi éxito y a este libro.

Tengo que agradecer especialmente a mi hija Elizabeth, mi inspiración para vivir. Ella ha contribuido a todo lo que soy y lo que espero ser. Me ha ayudado a editar y a escribir mucho desde que era una niña, y a pesar de su ocupada agenda como abogada, sigue siendo mi jefe de redacción de todo lo que escribo. La amo más que a mi vida.

Gracias en especial también a mis hermanas, Sandra, Miguelina y Altagracia, por todo lo que significan para mí. Ellas han estado allí apoyándome durante todos los periodos difíciles, preocupándose y alentándome sin fallar. Soy tan bendecida no sólo por poder llamarlas mis hermanas, sino también mis mejores amigas. Mi vida y este libro no sería posible sin su amor y apoyo incondicional.

Gracias a mi hermano mayor Johnny por estar siempre protegiéndome. Sé que estás sonriendo desde el cielo.

Gracias en especial a mis cuñados Juan, Otto y Sam, por apoyar a mis hermanas y a mí en todas nuestras aventuras y locuras. Sé que ustedes han sacrificado su tiempo con ellas para que puedan estar conmigo.

Gracias a Cory, mi hijastra, quien me ha enseñado maravillosas lecciones en la vida, incluida la de perdonar. Me encantan nuestras conversaciones infantiles y momentos simples que disfrutamos juntas. Estoy feliz de que nos hayamos conectado de una manera tan especial.

No hay forma en la que pueda agradecer suficientemente a mi mamá, Andrea, la mujer más fuerte que conozco. Ella es mi modelo a seguir en lo que significa ser una gran madre, una gran filántropa y una gran persona. Ella me enseñó el verdadero significado de la frase "tu actitud lo es todo". Me convirtió en una sobreviviente, no en una víctima. Su dedicación a su familia es inquebrantable. Ella me ha enseñado a ser valiente.

Estoy agradecida enormemente a mi esposo, compañero del alma y mi mejor amigo, John Weaver, y de verdad, no entiendo cómo he tenido la suerte de tenerlo en mi vida. Se ha mantenido fiel a lo largo de tantos difíciles desafíos - desde cirugías, a estar postrada en cama, en la apertura de mi centro y escribiendo este libro.

Recuerdo los días en que literalmente, de rodillas y con sus propias manos empujaba mis pies paso a paso, en lo que sólo puedo describir como un vía crucis de mi cama al baño. Nunca se quejó porque tardamos casi una hora para avanzar unos cuantos metros. Ha sido mi principal animador y promotor.

No puedo agradecerle lo suficiente por todas las veces que me llevó las vitaminas y la comida hasta mi computador y me dijo, "esto es porque te quiero tanto"; por las veces en que no podía hablarme porque yo tenía un plazo de entrega y no podía ponerle atención; por las muchas ocasiones que ha editado y re-editado mis documentos porque a mí no me gustaban; por las veces que ha masajeado mis piernas porque les hacía daño estar demasiado tiempo en la computadora escribiendo, y por las veces en que limpió mis lágrimas cuando pensaba que no podía continuar.

Su constante aliento, su incansable apoyo en todo lo que hago, y el amor incondicional, me hacen sentir absolutamente bendecida.

Muchas gracias a "Mama", por dedicar su vida a cuidarme. Ella se fue al cielo insistiendo en que yo hablo 23 idiomas. Mama me dio el regalo más grande de todos: una gran fe en Dios y la convicción de que todos estamos aquí con un propósito. Yo sé que está sonriendo en el cielo, sabiendo que estoy cumpliendo con mi misión en la vida.

Gracias a mi yerno, Brian, por amar a mi hija como ella merece ser amada. Para una madre, es una verdadera bendición saber que su hija es feliz. Me encanta el tiempo que hemos pasado hablando de empresas durante horas y horas, riéndonos de vídeos de YouTube, rapeando y bailando. Él es el hijo que nunca tuve.

Muchas gracias a Judy y Paul Korchin, los padres de Brian, por haber aceptado a mi hija como propia y por haber compartido desinteresadamente a su maravilloso hijo. Tienen la bienvenida a nuestra familia con los brazos abiertos. Judy, gracias por presentarme a Noreen. No sé cómo puedo pagártelo. Los amo.

También quiero dar las gracias a todos los ángeles disfrazados que han tocado mi vida, ya sea como un paciente, un colega, un estudiante, un maestro o un desconocido. Todos me han honrado con ser parte de mi travesía. Por encima de todo, quiero dar gracias a Dios por la vida increíble que me ha dado. Mirando esta larga lista de agradecimientos, sólo puedo contar mis bendiciones, se me han concedido muchísimas oportunidades para hacer una diferencia, la compañía de un montón de gente hermosa y muchos momentos maravillosos.